中医是什么

王祚邦 著

青岛出版社
QINGDAO PUBLISHING HOUSE

图书在版编目（ＣＩＰ）数据

中医是什么 / 王祚邦 著 .—青岛：青岛出版社 ,2020.7
ISBN 978-7-5552-9202-9

Ⅰ . ①中… Ⅱ . ①王… Ⅲ . ①中国医药学 – 普及读物 Ⅳ . ① R2-49

中国版本图书馆 CIP 数据核字 (2020) 第 084955 号

书　　名	中医是什么
著　　者	王祚邦
出版发行	青岛出版社
社　　址	青岛市海尔路 182 号（266061）
本社网址	http://www.qdpub.com
邮购电话	0532-68068091
责任编辑	王秀辉
照　　排	光合时代 · 马振媛
印　　刷	青岛国彩印刷股份有限公司
出版日期	2020 年 8 月第 1 版　2021 年 4 月第 1 版第 2 次印刷
开　　本	32 开（890mm × 1240mm）
印　　张	7.5
字　　数	180 千
书　　号	ISBN 978-7-5552-9202-9
定　　价	39.80 元

编校印装质量、盗版监督服务电话 4006532017　　0532-68068050
建议陈列类别：中医

序

　　"科技创新、科学普及是实现创新发展的两翼，要把科学普及放在与科技创新同等重要的位置。没有全民科学素质普遍提高，就难以建立起宏大的高素质创新大军，难以实现科技成果快速转化。"这是习近平总书记在2016年5月30日召开的"全国科技创新大会、两院院士大会、中国科协第九次全国代表大会"上所做的重要讲话。在同年8月19日召开的全国卫生与健康大会上，习近平总书记再一次强调："要把老祖宗留给我们的中医药宝库保护好、传承好、发展好，坚持古为今用，努力实现中医药健康养生文化的创造性转化、创新性发展，使之与现代健康理念相融相通，服务于人民健康。"中医药作为中国优秀传统文化的瑰宝和最具代表性的符号，受到党和人民政府的高度重视，把它上升为与国计民生休戚相关、血肉相连的国家战略，作为人民健康保障的重要依托，是国之大幸、民之大福、中医之大运。面对这样的机遇和挑战，如何在推进中医事业的全面振兴、抓好中医药文化传播和知识普及上下大功夫、做好文章，是每个人都义不容辞的责任和艰巨光荣的任务。

过去的一个时期内，中医药的科学普及工作曾经有过被忽视或重视不够的现象，一些人错误地将中医药科普看成"无关紧要的话外题"，将中医药科普工作者说成"不务正业的二道贩子"，将科普作品说成"抄来抄去的小儿科"等，把本来是目标一致的医学科学普及与医学临床实践割裂开来、对立起来，致使许多医务工作者不敢从事科普工作、不愿从事科普工作，严重地影响了中医科普事业的健康发展。

时代发展的呼唤、党和人民政府的号令、人民健康的需求，把科普工作再一次推向了前沿，广大医务工作者满腔热情地投入科学普及的滚滚洪流之中，成为这支队伍的支持者、参与者和引领者，成为中医药文化传播和知识普及的主力军。他们所传播的知识，受到人民群众的极大欢迎，成为健康养生内容的主旋律。在给人们带来中医药科普知识的同时，不少医务工作者也因此扩大了自己本职工作在社会上的影响力、促进了各自工作的进步。如在社区做了健康科普讲座的医生，第二天就患者盈门；在电视台录制了健康养生节目的专家，很快招来了大批远方的患者。健康的科普宣传，直接影响老百姓对疾病认知的态度和处理方法、影响老百姓的生活方式和生活内容，成为人们热烈追逐健康的风向标和求知的智慧库。科普对医学发展的高效推动、促进作用，让许多人重新认识它、评价它、选择它、喜欢它、拥抱它、利用它，越来越多的医生开始把科普作为必修课，将科普与临床工作一手抓，并在不断磨炼中成为既精通看病又善于做科普的多面手。

王祚邦主任医师就是这个"多面手"群体中的一员，作为深圳市中医院的骨干力量之一，他不仅凭借自己高超的医术和专业性论文，在针灸、康复领域内大显身手，得到业内同仁和患者的认可，成为深圳市的名中医，而且在科普领域内大有作为，通过科普文章的撰写、科普讲座的举办，成为受广大民众欢迎和拥戴的"贴心人"。《中医是什么》的书稿，就是他在从事这一工作中总结出的心得，是他将中医临床与科普有机结合的心血之作。该书通过"中医基础""中医诊病""中医经络""中药""中医养生"五个方面的数十篇文章，把老百姓喜闻乐见的中医药知识奉献给社会，也同时拓展了自己为民众服务的范畴。他的这些文章，既站在专家的高度，从学术上求真，又立足于普通老百姓的视角，从应用上求实，把诸如"中医的阴阳五行""中医的精气血津液""中医脏腑的功能""针灸不用药，何以能治病""中医是如何做出诊断的"等老百姓时常关心而又不能完全说明白的问题一下子讲清楚了。该书具有选题精当、立论严谨周密、文笔生动平实、论述深入浅出的特点，通过作者亦理亦趣、亦评亦说的表述，拉近了医生与老百姓之间的距离，架起了医学知识与生活需求之间的桥梁。书中不少文章提出的观点还具有新意，可谓一本雅俗共赏的好作品。

王祚邦主任医师在临床与科普的结合上走出了一条成功的路，他的这种在保持中医学术科学性的基础上用老百姓听得懂、学得会、用得上的手段讲好中医故事的做法，值得效法。总结他所经历的路程，大体可以概括为三个阶段：一是编故事，把中医的知识用喜闻乐见的方法、通俗易懂的语言写出来；二是讲故事，把编好的故事用生动活泼的描绘、活灵活现的表述讲出来；三是"卖"故事，把反复锤炼的故事用丰富多彩的形式、引人入胜的文化产品推出去。这里的"卖"，指的是在传播、普及过程中所产生的精神价值，当然也不排除其产生的物质价值。他已经走过了编故事、讲故事的两个阶段，如今他要把这些故事汇集成册、公开出版，让更多的人能看到它并从中受益，自然是可喜可贺之事。可以相信，这本书的面世必将为中医药文化的传播和知识的普及起到积极的助推作用。

　　该书付梓之际，应作者之约写上这些话，是以为序。

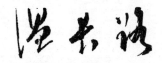

2019年12月，北京

　　（温长路，国家中医药管理局中医药文化建设与科学普及专家委员会委员，中国科协全国首席科学传播专家，中华中医药学会常务理事、学术顾问。）

前言

　　近几年来，随着中国传统文化的逐渐复兴，中医作为中国传统文化的重要组成部分和存世不多的文化载体，正在被越来越多的人所认识、所认同。但是，由于近几十年来受西方文化的影响及我国基础教育定位的偏离，导致当代人对自己国家的传统文化知之甚少，几乎出现了某些断层现象，致使中医的推广、复兴之路存在较大阻力，尤其是在诊疗过程中与患者的沟通显得比较困难，比如：你对他讲"阴虚""阳虚""痰凝""湿阻"，他便一头雾水，茫然无知，因为他不知"阴阳"为何物？你若讲"缺碘""缺钙""尿酸增高"，他便点头称"是"，因为这些在课堂里"似曾相识"啊！因此，进一步加强中医的"科普"就显得尤为迫切。有鉴于此，笔者不揣浅陋，打算在这方面做点工作，意欲从"中医基础""中医诊病""中医经络""中药"及"中医养生"等几个方面着手。其中所选的内容，主要是那些能够代表中医特色、体现中医思维、反映中医诊疗特点的相关中医知识，旨在为读者搭建一个了解中医、认识中医的"四梁八柱"，从中医理论的角度进行浅释，让民众既能知其然，又能知其所以然。

中医文化博大精深，中医内涵丰富多彩。本书所述仅冰山一角，但愿能为读者打开一扇中医之门，并由此登堂入室，由不识中医到认识中医，由认识中医到认同中医，甚或成为中医的粉丝、参与者、实践者，此乃中医之幸，亦乃笔者之幸也！

深圳市中医院　王祚邦

2019 年 10 月

目
录

中医基础篇

中医诊病篇

中医经络篇

中药篇

中医养生篇

中医基础

阴阳
五行

初识中医

一、什么叫"中医"

我和一位患者朋友闲聊，随口问曰："你认为什么叫中医？"答曰："中医嘛，不就是拿树皮草根之类去给人治病的嘛！"想一想，作为一个非中医专业人士，这个答案也没大错。但是再仔细想一想，倘若大多数人对中医的认识都止于这个境界的话，那中医就成了简朴、原始的代名词，中医就太不"高大上"了！于是，我特意查了一下《现代汉语词典》，其解释是："中医是中国固有的医学，也指用中国医学的理论和方法治病的医生。"那么，中国医学的理论和方法是什么呢？说得"学术"一点，就是以整体观念为主导思想，以脏腑经络为生理病理基础，以阴阳五行学说为主要说理工具，以取象比类为认知方法，以望、闻、问、切为诊查手段，以辨证论治为治疗特点的医学理论体系。在历史发展的长河中，围绕该理论体系逐渐衍生出了多种治病疗法，如中药（汤、膏、丹、丸、散）、针灸、拔罐、刮痧、推拿、气功导引等疗法，且只要运用得当，皆有实效。可见中华民族自古以来就是一个敢于创新也善于创新的民族。

"中医"一词，最早见于《汉书·艺文志》："经方者，本草石之寒温，量疾病之浅深，假药味之滋，因气感之宜……及失其宜者，以热益热，以寒增寒，精气内伤，不见于外，是所独失也。故谚曰：'有病不治，常得中医'。"不过此处的中医，本人认为应是指中等水平的医生。意思是人若患病，不要乱投医，与其让庸医误治，还不如依靠自身的自我修复调节机制，其效果犹如得到一个中等水平的医生治疗一样。

显然，我们现在所指的"中医"绝非《汉书》中所说的中医。此"中医"是为了与"西医"区别，相对而言的。西医传入我国已是明末清初的事了，那此前我国的医生和医学又叫什么呢？最正宗的称谓叫"医师"。据《周礼》记载："医师掌医之政令，聚毒药以共医事。"随着历史的发展，有称中国医学为"岐黄"者，有称"汉医"者，此外还有一些别称，如"青囊""杏林""悬壶"等，其来历都与某个医事典故有关，此处就不一一详解了。

回首中医这位"千年老者"所走过的历史，既有波澜壮阔的豪迈，也有沧海桑田的感叹！其几乎与古老的中华民族和中国传统文化同呼吸、共命运、同兴衰、共荣辱。看今朝，当中华民族和中国传统文化正在强势复兴之际，当人们认识到西医所秉持的"还原论"的研究方法碰到壁障时，当科学发展到21世纪，人们已经开始知道，中医并不是迷信而是复杂性科学的一部分时，人们惊奇地发现，中医这位仙风道骨、鹤发童颜的长者却正在那灯火阑珊处向我们颔首微笑呢！

二、中医只是个慢郎中吗

中医能治病，尤其能治慢性病，目前对此持怀疑态度的人，应该不会有太多了。但要说中医同样也能治疗急性病、重病，估计对此打问号的人不会太少。其实，中医不但能治疗急性病、危重病，而且在某些方面与西医相比更具有一定优势呢！

数千年以来，就人口数量来说，中国一直是世界人口大国。虽然人口的繁衍、生存与经济的发展、生产力的水平都有密切的关系，但不可否认的是，与医疗技术的水平更是直接相关。我们翻开中华民族的历史，战乱、饥荒、自然灾害、瘟疫几乎不断，人民的生命时刻受着死亡的威胁。在与死亡的抗争中，中国的医学逐渐积累了丰富的经验，取得了辉煌的成就。试想，中医若不能治大病、重病、急病，中华民族还能有这么多炎黄子孙吗？也许有人会说，那不是西医的功劳吗？但大家清楚，西医正式传入中国还不足两百年的历史，那两百年以前的几千年与疾病的抗争史都是谁的功劳呢？历史告诉我们，中医能够治疗大病、重病、急病的事实，是不用怀疑的。

有人会说，这些都只是历史啦，中医的大医、高手好像只藏于历史典籍中。其实不然！相信关注中医的人都知道，当代有位老中医名叫李可，他可是个治疗急危重症的真正高手。在中国，得了急危重症，几乎都是往西医院送，然而，在李可老中医的家乡山西省灵石县，得了急危重症，却是送往他所在的灵石县中医院。在他所著的《李可老中医急危重症疑难病经验专辑》里，记载了数例在西医院被宣判为"不治"，而得到他的治疗后起死回生的病例，同时还记录了大量的各种类似的病案和治疗经验。

下面也顺便谈谈本人治疗急症的体验。记得两年前的春夏之交，我的妻子偶感风寒，初未太在意，至晚九时许，突发高热，测体温高达39.8℃，我随即到药铺抓了4味中药，随煎随服，约1小时热势渐退，汗出身凉，第二日正常上班。妻子惊喜地说："没想到中药的效果有这么快，这么好！"古代医案常说"效如桴鼓"，盖非虚言矣！本人行医40余载，以中药治愈的急腹症（如急性肠梗阻、急性阑尾炎、急性胆囊炎并胆道蛔虫症等），大多是西医主张立即手术治疗的患者。此外，用针灸治愈的各类急性疼痛病例，更是不胜枚举。

我叙述的这些案例，也许有炫耀己能之嫌，但坦率地讲，本人绝无此意。因为，这些对中医来说，绝对算不上什么"高大上"的技能，只是想通过自身的行医体会，进一步佐证中医并非只是慢郎中而已。

然而，无需讳言，近年来，中医的急诊阵地正在逐渐萎缩，即使是某些中医医院的急诊科大多也是西医挂帅，或是中西参半。究其原因，一是中医乏人乏术；二是中药的剂型亟待创新；第三个重要原因是人们的观念，认为中医就是慢郎中，对急诊无能为力。大家知道，任何技艺都是用进废退，即使你满身武艺，若长期不用，长期不练，必将"武功尽废"。中医的急症功夫，道理亦然。长此以往，怎不令人扼腕啊！

三、中医与西医，孰优孰劣

中医与西医是两种不同的医疗体系，两者各有特色，各具优势。

个人认为，西医之长，大约有如下几个方面：一是在对疾病的诊断方面，西医有比较明确的诊断标准。诊断虽然不能代表医学的全部，但明确的诊断无疑是十分重要的。二是治疗用药时较为规范。当诊断明确之后，有是病，用是药，一般不会太离谱。三是在对急症的抢救方面有一套措施，较为快捷。四是对某些器质性疾病实施手术治疗，一般来说行之有效。

西医的短处：一是诊断检查多，治疗方法相对单一。好多疾病查来查去，待诊断明确了，却告诉患者，该病目前尚无行之有效的治疗药物和方法。二是分科太细，医生各专一科，稍有不慎，极易造成疾病的漏诊或误诊；三是治疗方法因受规范化的制约，往往不能做到因人制宜；四是大多数西药都具有一定的毒副作用，常常见到顾此失彼、按下葫芦浮起瓢的现象，尤其长期服药者更是如此。

中医亦有中医的特色和优势。首先，中医治病有整体观念，即把内而五脏六腑，外而四肢百骸、五官九窍看作一个有机的整体，表现在外的病变，可从体内去找原因，如眼睛有病，也许是肝有问题，舌头出了毛病，也许和心有关联。其次，中医讲究辨证论治，而西医主要是辨病施治。西医治病，一旦诊断确立，无论患病者是男是女，体质是强是弱，其主要用药则大致相仿。而中医对同一个病，若不同的患者表现的证候不同，其治疗方案也许会差别很大，甚至会完全不同，中医称为"同病异治"。这种"因人制宜"的治疗方案往往更能切中病机。

当然，中医也有其短处，中医往往重辨证而轻辨病，对有些特殊的病，若诊断不明往往会有贻误病情的隐患，而重视疾病的诊断则为西医之所长。有鉴于西医的诊断有方，而中医的治疗有术，故有人曾戏谑云："西医让你明明白白地死，中医让你糊里糊涂地活。"此话，虽不中听，却也道出了几分中西医之别的真谛。

此处所写中医与西医之比较，虽有挂一漏万、以偏概全之嫌，却绝无厚此薄彼、褒谁贬谁之意。目的是想让朋友们对中西医有一个基本的比较与认识，万一日后贵体染恙，对于如何择医，或许有一定的帮助！

 中医说

既然中西医各有所长，如果患病之后，应该首选西医还是首选中医呢？这个问题难有标准答案，所谓"萝卜白菜，各有所爱"，就看个人的喜好了。我个人认为，对于那些需要立即抢救的急性病，应该首选西医。对于其他病证，尤其是那些中医的优势病种，如慢性病、功能失调性病证，你若首选中医一般不会有大错。另外，西医建议手术治疗的病证，在决定手术之前（急救手术除外），更应该找中医好好咨询一下，说不定中医还有什么妙招能让您免挨一刀之苦呢。当然，我这里所说的"中医"，指的是那种真正的中医哦！

整体观念
——中医之互联网思维

整体观念被视为中医理论体系的特点之一，那么，整体观念的含义是什么呢？所谓"整体"，就是由其各个组成部分或事物诸要素以一定的联系方式构成的统一体。整体观念是对事物和现象的统一性、完整性和联系性的一种认识方法。中医的整体观念主要包括三个方面的内容。

一、人体是一个有机的整体

中医学认为，人体是以五脏（心、肝、脾、肺、肾）为中心，通过经络系统，把六腑（胆、胃、膀胱、大肠、小肠、三焦）、五体（筋、脉、肉、皮、骨）、五官（眼、耳、鼻、舌、口唇）、九窍（头部七窍及前、后阴）、四肢百骸等全身组织器官联系成一个有机的整体，并通过气、血、精、津液的作用，来完成机体统一的机能活动。这里要特别强调的是"有机"二字。所谓有机，当然不是指"有机农作物""有机肥"的"有机"，而是说人体各脏腑组织不是孤立的，是相互联系的；各脏腑组织的功能既相对独立又彼此协作，既相辅相成又相互制约。各脏腑组织间在生理上是相互作用的，在病理上也是有"连坐"影响的，就是说某一个脏腑受病，与这一脏腑有一定关系的其他脏腑都会连带受影响。

在整体观念指导下，中医诊病的视野是很宽的，比如说，一人患眼病，眼睛红肿疼痛，西医会让你去看眼科，而中医可能会首先想到"肝火上炎"，会给你清肝泻火；当某人股票亏空或生意失败，情绪抑郁，会"肝气不舒"，中医在给他"疏肝解郁"的同时，还可能会考虑给他健脾养胃，以防肝木克犯脾土。这就是中医整体观念下的"治未病"的具体应用。

虽然西医也承认人体是一个有机的整体，但不容忽视的是，西医是在解剖刀和显微镜下发展而来的医学，"还原论"方法是其主要思维模式。所谓还原论方法，就是把复杂事物的整体，分解成简单的基本单元，然后研究这些基本单元的性质，从而推导出整体的性质。西医就是在这种思维方式的指导下把人体进行逐步分解，从各大系统到各个脏器，直到细胞、分子水平。随之，西医对疾病的分科也就越来越细，所以西医在诊病时往往会不自觉地陷入一种"目无全牛"的"头痛医头、脚痛医脚"的状态之中。此处笔者并非有意要贬损西医,这种状态大概是受其思维模式的影响使然。世间之事,诚难十全。密于此者,常疏于彼;精于局部者,常疏忽于整体,反之亦然。此中西医之谓也。

二、人与自然环境的统一性

人类生活在自然界中,自然界存在着人类赖以生存的必要条件,如阳光、空气、水等物质,构成了人类生存、繁衍的基本环境。因此,自然界的环境变化,如寒暑交替、昼夜晨昏、地域差异必然会直接或间接地影响人体,而机体就会相应地产生生理和病理上的反应,这就叫作"人与天地相应也"。这就是中医常说的"天人相应"或"天人一体观"。该观念通常体现在以下几个方面。

1.季节气候对人体的影响

春夏秋冬,寒来暑往,季节气候的变化会对人体带来直接的影响。人体顺应季节的变化,做好"春夏养阳、秋冬养阴"的养生措施,以顺应春生、夏长、秋收、冬藏的季节变换规律。同样,人体与季节气候的感应还反映在脉象上,如春脉偏弦、夏脉偏洪、秋脉偏浮、冬脉偏沉等四季脉象的变化；此外，天气的风雨阴晴对人体的气血运行也会产生一定的影响。如果天气晴朗，阳光明媚，人体气血则运行通畅，人就会觉得神清气爽；若天阴多雨，或乌云低垂，人体气血则运行迟缓，人就会觉得倦怠郁闷。可见天人相应是无时不在的。

2.昼夜晨昏对人体的影响

一年有春夏秋冬，一天也有"春夏秋冬"。一天的春夏秋冬分别与一日的卯、午、酉、子四个时辰段相对应。我们知道，季节的变换是由气温的变化决定的，而气温的变化又是由地球某一区域接收到的太阳的光照强弱决定的。一日昼夜的变换更是直接由日出日没所决定。如果说一年四季的变化只是受到太阳光照强弱的不同，那么昼夜的变化则是太阳光照有无的区别，可见昼夜变化对人体的影响比四季变化对人体的影响更为强烈。医学监测表明，人体的体温、脉搏、呼吸、血压都会出现昼高夜低的变化；患者的病情也常常呈现"旦慧、昼安、夕加、夜甚"的变化。由此可见，昼夜晨昏对人体的影响是相当明显的。古人"日出而作，日落而息"的生活方式是完全符合养生规律的。当今那些"夜猫子"们，"该睡不睡、当起不起"的作息方式，无疑是有违天道的，其对健康的危害可想而知！古人在《黄帝内经》中告诫我们："阴阳四时者，万物之终始也，死生之本也，逆之则灾害生，从之则苛疾不起，是谓得道。道者，圣人行之，愚者佩之，从阴阳则生，逆之则死；从之则治，逆之则乱。"我们是愿意追随圣人的脚步呢，还是愿意重蹈愚者之覆辙呢？愿世人三思！

3.地域环境对人体的影响

中华大地，地域辽阔，地区气候、地理环境和生活习惯差异较大。如江南多湿热，人体肌肤多疏松；北方多燥寒，人体肌肤多致密。由于体质不同，患病的临床表现也不一样，治疗用药也应有所差异，所以中医就有"因地制宜"的治疗原则。一旦易地而居，环境突然改变，在初期多感不太适应，常出现"水土不服"的现象。当今人们热衷于旅游，世界那么大，都想去看看。今天还在地球这边，明天就出现在地球那边。对于体质较弱、适应能力较差者，尤其需要考虑"量力而行"。

三、人与社会环境的统一性

人生活在社会之中，社会是以一定物质生产活动为基础而相互联系的人类共同体。因此，人既具有个体生物属性，同时又具备社会属性。构成社会环境的方方面面，如政治、经济、文化、宗教、法律、婚姻、风俗习惯、人际关系等，都会对人体的生理、心理产生一定的影响。尤其是对人的心理活动的影响更为直接。在中医的病因学说中，自古就有"情志致病"之说，并把"喜怒忧思悲恐惊过渡而伤痛"概括为"七情致病"，是内伤致病的重要因素。不过，在一般情况下，七情也是人体对外界事物的不同反应，属于正常的精神活动范围，并不致病。只有突然、强烈或持久的情志刺激，才会影响人体的生理，使脏腑气血功能紊乱，导致疾病的发生。

在日常生活中，情志因素致病的案例可谓俯拾皆是。关于情志活动对人体的影响，三国时期的嵇康在其《养生论》中举例说："夫服药求汗，或有弗获；而愧情一集，焕然流离。终朝未餐，则嚣然思食；而曾子衔哀，七日不饥。夜分而坐，则低迷思寝；内怀殷忧，则达旦不瞑。劲刷理鬓，醇醴发颜，仅乃得之；壮士之怒，赫然殊观，植发冲冠。"可见精神之于形骸，有时比药物对人体的影响来得更为直接、

中医说

中医认为，不同的情志变化，对内脏可产生不同的影响。《黄帝内经》说："怒伤肝""喜伤心""思伤脾""悲伤肺""恐伤肾"。通常表现为脏腑的气机失常，如"怒则气上""喜则气缓""悲则气消""恐则气下""惊则气乱""思则气结"。

更加厉害。这就警示我们在日常工作和生活中，既要积极进取，又要修身养德，力求做到明朝学者崔铣先生所倡导的六然："自处超然、处人蔼然、无事澄然、有事斩然、得意淡然、失意泰然。"正如《黄帝内经》所说："恬淡虚无，真气从之，精神内守，病安从来？"

中医的整体观念，犹如现代时髦的互联网，把人体各部以及人体与自然、人体与社会联系成为一个有机的整体，并贯穿于中医学的生理、病理、诊断、治疗以及养生防病之中，俨然是一张中医的"天网"！中医，岂不伟哉！

阴阳五行
——中医学的基石

阴阳五行学说是中医学的基石，但外界多以迷信目之。尤其是五行学说，即使是业界的"同道"，也有认为不怎么靠谱的。若"基石"都不靠谱，那建于其上的"中医大厦"能谈得上坚实吗？因此，我们有必要认真审视一下，阴阳五行的真谛究竟是什么？究竟靠不靠谱？

一、"阴阳"是什么

阴阳一词，本身并不玄秘。其最初的含义简单而朴素，仅指日光的向背。向日为阳，背日为阴；山之南、水之北为阳，山之北、水之南为阴；再如"室大则多阴，台高则多阳"。总之，凡是向着阳光或阳光照射的地方，为阳；凡是背着阳光或阳光照射不到的地方，为阴。可见最初人们对阴阳的认识仅仅是基于阳光的照射。

随着历史的发展，古人在长期的生活和生产实践中，通过对自然现象的观察，认识到宇宙间一切事物或事物内部都普遍存在着既相互对立又相互统一的阴阳两个方面，如：白昼与黑夜、夏热与冬寒等，两者的运动变化促进了事物的发生、发展。经过不断总结，逐渐形成了阴阳学说，并以此来阐释自然界的各种现象及其变化。自此，阴阳一词便逐步登入了中国古代哲学的殿堂。

阴阳，作为古代哲学的一对范畴，代表两种基本的属性和特征。除了"向日""背日"这一初始阴阳特性的含义之外，最能诠释阴阳属性特征的莫过于"水火"。正如《黄帝内经》所说："水火者，阴阳之征兆也。"水性寒凉、下行、湿润和阴暗，故水属阴；火性温热、升腾、燥烈和光亮，故火属阳。从日光的向背、水火的特性认识阴阳的基本特征，并通过抽象、比类、推演、引申等方法，把一切具有

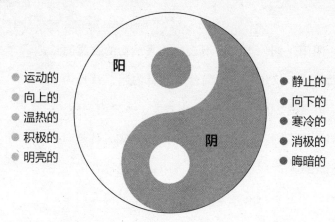

"向阳"或"火"的特性的事物或现象，用"阳"的属性来表达；把一切具有"背日"或"水"的特性的事物或现象，用"阴"的属性来表达。故而阴和阳的基本特征可概括为凡是运动的、外向的、向上的、温热的、明亮的、积极的、进取的、刚强无形的、功能亢奋的，都属于"阳"的范畴；凡是静止的、向内的、向下的、寒冷的、晦暗的、消极的、退守的、柔弱有形的、功能抑制的，都属于"阴"的范畴。如此，便可将自然界的一切事物和现象囊括于阴阳两大类之中。但必须指出，虽然任何事物均可用阴阳的属性来区别，但它们必须是相互关联的一对事物或是一个事物的两个方面时，才具有实际的意义。因为阴和阳的这些基本特征都是相对的、比较而来的，它们只有在一个有关联的统一体中才能确定其属性。

阴阳作为一种学说，其主要内容包括：阴阳的对立制约、互根互用、消长平衡和相互转化等，通过这些关系来认识和推演自然界万物的生长、发展、变化的内在机制和规律。中医作为研究人体与疾病及其相互关系的学问，自然与阴阳学说的这些规律相契合，所以，睿智的中医先民们就将阴阳学说运用于医学领域，借以阐明人体的生理功能和病理变化，并用以指导临床的诊断和治疗，成为中医理论体系的一个重要组成部分。当我们打开任何一本中医典籍时，随处可见"阴阳"的影子。

1.用阴阳说明人体的组织结构

由于人是一个有机的整体，故人体的一切组织结构，均可用阴阳属性加以划分。就人体部位而言，上部为阳，下部为阴；就背腹而言，背部为阳，腹部为阴；就四肢而言，四肢外侧为阳，四肢内侧为阴；就内脏而言，六腑为阳，五脏为阴；就五脏本身而言，心、肺居于胸腔为阳，肝、脾、肾居于腹腔为阴。具体到某一脏，还可继续再分阴阳，如心有心阴、心阳；肾有肾阴、肾阳等。故《黄帝内经》讲："人生有形，不离阴阳。"

2.说明人体的生理功能

人体的生理活动可概括为阴精（物质）与阳气（功能）的运动变化。人体的生理活动是以物质为基础的，没有物质的运动就无以产生生理功能，而生理活动的结果，又不断促进物质的新陈代谢。人体功能与物质的关系，也就是阴阳相互依存、相互消长的关系。

此外，气的升降出入，是人体生命活动的基本标志。阳气主升，阴气主降；脏腑之中，肝、脾之气主升，肺、胆、胃之气主降。升中寓降，降中寓升，气的升降出入处于动态的平衡之中，从而维持着人体正常的生命活动。

3.说明人体的病理变化

中医认为，疾病的发生发展关系到正气与邪气两个方面。所谓"正气"实质上是指整个机体的结构与功能，包括人体对疾病的抵抗力等；邪气，则是泛指各种致病因素。正气和邪气，均可以阴阳来区分其属性。比如正气分阴阳，包括阴液和阳气两部分；邪气亦有阴邪和阳邪之分，如六淫致病因素中的寒、湿为阴邪，风、暑、热（火）、燥为阳邪。疾病的过程就是邪正斗争的过程，其结果必导致机体的阴阳偏盛偏衰。因此，无论疾病的病理变化如何复杂，都不外乎阴阳的偏盛偏衰。

（1）阴阳偏盛：包括阴偏盛和阳偏盛。盛，即亢奋、过胜之意，指阴或阳的一方偏于亢奋，此时的病理状态以邪气盛、正气未伤为特征，临床将此类证候称之为实证。阴盛则为实寒证，阳盛则为实热证，即《黄帝内经》所云："阳胜则热，阴胜则寒。"

（2）阴阳偏衰：包括阴偏衰和阳偏衰。衰，即衰减、不足之意，指阴或阳的一方低于正常水平，此时的病理状态以正气虚弱为特征，临床将此类证候称之为虚证。阴虚则为虚热证，阳虚则为虚寒证。阴衰，即阴虚，指机体阴液不足，无力制约阳热而出现的虚热之象，称为"阴虚则内热"；阳衰，即阳虚，指阳气不足、温煦功能低下，不能制约阴寒而出现的虚寒之象，称为"阳虚则外寒"。

（3）阴阳互损：根据阴阳互根的原理，机体的阴或阳任何一方虚损到一定程度，必然会导致另一方的不足。如阳虚至一定程度时，因阳虚不能化生阴液，而同时出现了阴虚的现象，称为"阳损及阴"。同样，阴虚至一定程度时，因阴虚无以化生阳气，而同时出现了阳虚的现象，称为"阴损及阳"。如此互损，恶性循环，最终导致"阴阳两虚"。

（4）阴阳转化：人体阴阳失调而出现的病理现象，在一定的条件下，还可以向各自相反的方向转化，即阳证可以转化为阴证，阴证可以转化为阳证，所谓"寒极生热，热极生寒"、"重阴必阳，重阳必阴"，即指这类病理情况，"重"和"极"都是转化的必备条件。如某些急性传染病人，往往表现为高热、面赤、烦躁、脉数有力等一派阳热之象。若疾病进一步发展，热度极重，大量耗损人体正气，则可突然出现体温下降、面色苍白、四肢厥冷、精神萎靡、脉微欲绝等一派阴寒危象。如若抢救及时，治疗得当，病人则可正气来复，四肢逐渐转温，阳气渐生，病情可转危为安。前者是由阳转阴，后者是由阴转阳。

4.指导疾病的诊断

由于疾病的发生、发展变化的内在原因在于阴阳失调，任何疾病，虽然它的临床表现错综复杂，千变万化，但都可以用阴或阳来加以概括说明。故《黄帝内经》说："善诊者，察色按脉，先别阴阳。"

在辨证方面，虽有阴、阳、表、里、寒、热、虚、实八纲，但八纲中又以阴阳作为总纲。其中阳统表、实、热三纲；阴统里、虚、寒三纲。在临床辨证中，首先要分清阴阳，才能抓住疾病的本质，做到执简驭繁。

（1）望神色分阴阳：色泽鲜明者为病属阳；色泽晦暗者为病属阴。开目欲见人者，属阳证；闭目不欲见人者，属阴证。

（2）声息分阴阳：语声高亢洪亮，多言而躁动者，多属实、属热，为阳；语声低微无力，少言而沉静者，多属虚、属寒，为阴。呼吸微弱，多属阴证；呼吸有力，声高气粗，多属于阳证。

（3）脉象分阴阳：以部位分，寸为阳，尺为阴；以至数（指一呼一吸间脉搏的次数）分，数者为阳，迟者为阴；以形态分，浮大洪滑为阳，沉小细涩为阴。正如《黄帝内经》所说："微妙在脉，不可不察，察之有纪，从阴阳始。"

5.用于疾病的治疗

由于疾病发生发展的根本原因是阴阳失调，因此，调整阴阳，补其不足，泻其有余，恢复阴阳的相对平衡，就是疾病治疗的基本原则。所以《黄帝内经》说："谨察阴阳所在而调之，以平为期。"

对于阴阳偏盛者，可采用"损其有余"或"实则泻之"的治疗原则，如"寒者热之""热者寒之"的方法治疗。

对于阴阳偏衰者，则可采用"阴病治阳""阳病治阴"的治疗原则，如用"壮水之主，以制阳光"的方法治疗虚热证；或用"益火之源，以消阴翳"的方法治疗虚寒证。

此外，对于阴阳偏衰的治疗，明代医学大家张景岳根据阴阳互根的原理，提出了"阴中求阳、阳中求阴"的治法，强调"善补阳者必于阴中求阳，则阳得阴助而生化无穷；善补阴者必于阳中求阴，则阴得阳升而源泉不竭"。景岳先生这段话的意思是一个善于补阳的人，在治疗阳虚证时，不能单纯只用温补阳气的药物，而是要同时加用一定比例的养阴药，这样才有化生阳气的物质基础。同理，一个善于滋补阴液的人，在治疗阴虚证时，也不能一味地养阴，而是要同时加用一定比例的温阳之药，这样阴得阳助方能源泉不断。

总之，治疗的基本原则，就是损其有余，补其不足。阳盛者泻其热，阴盛者散其寒；阳虚者温阳，阴虚者滋阴，以使阴阳偏盛偏衰之象得以调整，复归于阴阳相对平衡的健康状态。

阴阳，不仅用于确立治疗原则，而且也可用来概括药物的性味功能，作为指导临证用药的依据。

我们知道，中药的性能，主要是靠它的气（性）、味和升降浮沉来决定的，而药物的气、味和升降浮沉，又都可以用"阴阳"来归纳说明。比如药物有寒、热、温、凉四种药性，又称"四气"，其中寒与凉属阴，温与热属阳。药物性能的另一项指标叫"五味"，即辛、酸、甘、苦、咸。其中辛、甘（淡）属阳，酸、苦、咸属阴。药性的第三项指标就是药性的升降浮沉，具有升阳发表、祛风散寒、涌吐开窍等功效的药物，多上行向外，其性升浮，升浮者为阳；而具有泻下、清热、利尿、镇静安神、息风潜阳、消导积滞、降逆、收敛等功效的药物，多下行向内，其性皆沉降，沉降者为阴。

人体之病，在于阴阳失调，或偏于阴，或偏于阳。中医治病，就在于以药性之偏来纠正人体病性之偏，以达到阴平阳秘的状态。

大家从上文中可以看到，"阴阳"作为一个哲学概念来看是无形的，但"她"一旦与中医结合在一起，就变为了一个有血有肉、活灵活现的实体！如此看来，中医之于阴阳，岂不成为了另一种"阴阳"乎！

二、"五行"是什么

上文谈了"阴阳"的问题，接下来再说说"五行"。什么叫"五行"？中医教科书的定义是："五行，即是木、火、土、金、水五种物质的运动。"这个答案看似明白，实则还是让人云里雾里。难道自然界、宇宙间就只有"木、火、土、金、水"这五种物质吗？它们实质上代表着什么？它们又是如何运动的呢？它们又是如何与中医发生联系的？欲明究竟，让我们先看看下面这张图。

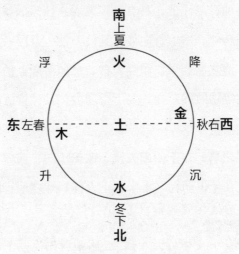

五行整个圆运动图

图中的虚线为地面，虚线下为地面下，虚线上为地面上。图的圆线上方在云层之际，图的中心，为一个生态环境的大气圆运动的中心。

在春夏秋冬一年的大气之中，夏气属火。因为太阳射到地面的热，夏时最多。火者，热之甚也。夏时太阳旺于南方，故南方属火气。一日之午时，亦属火气。午时太阳射到地面的光热独多也。常识告诉我们，热则上浮，寒则下沉。故火主浮，主上升。

秋气属金。秋时太阳往西，地面的压力渐大，天空之间，金气弥漫，故有金秋时节之说。天空的金气，自立秋之日始显，空气的压力，即金气之下降力也。造化之气，东升西降，降气旺于西方，故西方属金气。一日之酉时，亦属金气。酉时金气凉降之力独大也。

冬气属水。生物的生命，全由太阳射到地面的火气所产生。然此火气，必须经过秋时，降入地下，再经过冬时，藏于地下的水中，然后能生生物的生命。寒则下沉，沉而能藏者，水也。故冬时大气，寒沉而属水气。南方在地面之上，北方在地面之下，故北方属水气。一日之子时，亦属水气。子时乃大气沉极之时也。

春气属木。一年的大气圆运动，冬时为终，春时为始，终即始之根也。上年夏时，太阳射到地面的火气，经秋时金气，收而降于地中，又经冬时水气，藏而沉于地下。火藏水中，水气温暖，观冬天深井之水温暖可知。此温暖之气，交春升泄出土，草木发生，杨柳吐芽。故春时大气温升而属木气。升气旺于东方，故东方属木气。一日之卯时，亦属木气。木者，水中之火气，由封藏而升泄之气也。

中气属土。一年的大气，春升夏浮，秋降冬沉，故春气属木，夏气属火，秋气属金，冬气属水。升降沉浮，运动一周，而成一岁。夏秋之间，为运动的中气，地面的土气，居升降之中，为大气升降之交会，故中气属土气。

上面谈了木、火、土、金、水五种物质的基本内涵及其与季节、方位的关系。接下来再说说它们的运动规律，即中医常说的五行相生相克。所谓相生，即木生火、火生土、土生金、金生水、水生木。所谓相克，即木克土、土克水、水克火、火克金、金克木。相生，是指这一事物对另一事物具有促进、助长的作用；相克，是指这一事物对另一事物的生长和功能具有抑制和制约的作用。相生者，乃大气圆运动秩序的先后，即春气由冬气而来。冬气主水，春气主木，故曰水生木；夏气由春气而来，春气主木，夏气主火，故曰木生火；余三气相生之理皆然。相克者，乃大气圆运动自然的平衡。相生者，补其不足；相克者，制其太过。相生则和，相

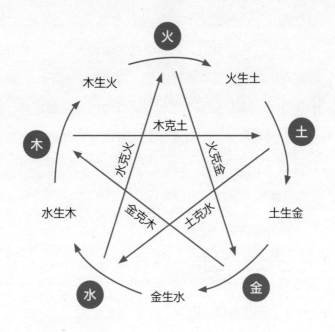

克则平。相生相克，皆自然界大气维持其运动平衡而已。唯此"相生相克"，则呈现出大自然的阴阳更替、寒暑往来的变换规律。

人乃宇宙大气所生，人身乃宇宙之遗传体，故中医有"天人相应""天人合一"之说。宇宙大气阴阳五行的运行规律，也就是人体的运行规律。中医学将此"规律"按照"取象比类"的方法，合理而巧妙地与人体"五脏学说"加以对接（比如：心为阳脏，主血脉，是人体的发动机，故心归属于火；肝喜条达，类木的升发之性，故肝归属于木；脾主运化而类土之化物，故脾归属于土；肺之肃降而类于金之肃杀，故肺归属于金；肾主藏精而类水之闭藏之性，故肾归属于水），故而形成了"中医阴阳五行学说"，并贯穿于中医的病因病机、诊断、治疗等各个环节，构建了中医学说的"基石"。故中医学，乃宇宙之学也，乃"天人合一"之学也！我们能说"阴阳五行"不靠谱吗？它不仅靠谱，而且还相当科学、相当前卫呢！

望闻问切
——中医诊病的主要方法

望闻问切，通常被称为中医的"四诊"，是中医诊察疾病的主要手段和方法。《黄帝内经》中就有大量关于望、闻、问、切四种诊法的记载。在《难经》中，更是对望、闻、问、切四诊的方法给予了高度的肯定。《难经》云："望而知之谓之神，闻而知之谓之圣，问而知之谓之工，切脉而知之谓之巧。"所谓"神圣工巧"者，已非一般境界也！

一、望诊——望而知之谓之神

望诊是医生通过视觉观察病人的全身和局部表现及排泄物等，以收集病情资料的诊察方法。

我们知道，人是一个有机的整体，其表里内外是互联互通的。中医叫"有诸内者，必形诸外"，并早已掌握了"司外揣内"的方法。所以，我们观察人体外部的各种表现及其变化，便可测知脏腑功能的强弱及气血阴阳的盛衰。比如人的精神状态、形体强弱、面部色泽、舌象变化等重要的生命信息，就可通过视觉来获取，这是其他方法无法取代的。因此，望诊对于病证的诊断是十分重要的。

望诊的主要内容包括观察病人的神、色、形、态，头面五官，舌质舌苔，小儿指纹及病人的排泄物的颜色、质地等。

望诊，首在望神。"神"是什么？神是一个人生命活动的外在表现，如有的人神采奕奕，两目顾盼生辉；有的人神情呆滞，精神萎靡。故通过神情判断健康，一望便知。气色与健康的关系也是十分密切，主要反映在人的面部。健康的人面色红润光泽，为气血充盈之兆；面色淡白无华，乃气血不足之貌；若面色晦暗青紫，则多属气血瘀滞之兆。另外，面部的色泽变化也能反映出疾病的性质。比如，面部赤色多为热，白色多为寒，色青紫多为气滞血瘀，面目色黄鲜明则多为湿热熏蒸。此外，中医认为颜面不同的部位与人体脏腑存在着某种相互对应的关系，故观察面部不同区域的色泽变化，有助于判断病变的具体脏腑。如：鼻根部（阙下）与"心"对应，鼻尖部（准头）与"脾"相应，印堂（两眉头尖）与"肺"相应等，五脏六腑等组织器官都能在面部找到相对应的位置。

望诊的内容还有很多，此处未能详述。如果确能掌握其精髓，对临床上的很多病证即可"一望便知"，所以历史上就有了"扁鹊望桓侯之疾"等诊疾故事。故而可知《难经》所谓"望而知之谓之神"，实非虚言也！

二、闻诊——闻而知之谓之圣

闻诊是通过听声音和嗅气味而收集病情资料来诊察疾病的方法。人体的各种声音和气味，都是在脏腑的生理功能和病理变化过程中产生的，早在《黄帝内经》中就提出了以五声、五音应五脏的理论。比如：肝，在声为呼；心，在声为笑；脾，在声为歌；肺，在声为哭；肾，在声为呻等。再如，古之五音，宫、商、角、徵、羽，就分别与脾、肺、肝、心、肾五脏有着密切的关系。所以，我们可以通过各种声音和气味的异常变化，来判断相应脏腑生理或病理状况，从而为诊察疾病提供依据。

听声音包括听辨病人在疾病过程中的语声、语言、呼吸、咳嗽、呕吐、呃逆、嗳气、太息及鼻鼾、肠鸣等各种声响；嗅气味则包括病体发出的异常气味、排出物的气味以及病室的气味。

一般而言，凡病人语声高亢，洪亮有力，声音连续者，

中医

多属阳证、实证、热证；若语声低微，细弱无力，声音断续者，则多属阴证、虚证、寒证。呼吸气粗而快者，多属热证、实证；呼吸气微而慢者，多属虚证、寒证。若病人喜叹息者，多为情志不遂，肝气郁结所致；一般口气臭秽者，多属胃热；口气酸臭，伴脘腹胀满者，多属胃肠积食。另外，病人的大小便若有特殊气味，也具有诊断价值。如大便酸臭难闻者，多为肠中郁热；小便臊臭，黄赤浑浊者，多属膀胱湿热；若尿甜并散发烂苹果气味者，多属消渴病（糖尿病）。若病室有尿臊气，则患者多属尿毒症；病室若有蒜臭气味，患者多属有机磷中毒。属于闻诊的内容还有很多，这里仅能举其要而已。

三、问诊——问而知之谓之工

问诊是医生通过对病人或其陪诊者进行有目的的询问，以了解病情的一种诊察方法，也是医生平时接诊病人时的最基本方法。问诊一事，看似简单，实则不易。一般有经验的医生，两三分钟就能将患者的病情基本了解清楚，而经验不足的医生，尽管时间花了不少，却没有收集到多少对疾病有诊断价值的信息。那么，怎样才能做好问诊呢？

首先，医生必须"成竹在胸"，就是说对你所接诊患者的这个病，你得胸中有数，即对该病的病因、病理、临床上所表现的症状、体征以及这个病的来龙去脉有一个整体的了解，方能在询问时抓住重点，又能详尽全面。好比你要画一根竹子，只有在你胸中存有一只完整的、随风摇曳的竹子的意象时，你才能随笔一挥，三两下就勾勒出一根惟妙惟肖的竹子来！

其次，问诊的过程，实际上也是一个医生辨证诊病的过程。医生应该是一边问，一边思考，根据患者提供的信息初步判断为何病何证，还欠缺什么证据？为什么现在有些证据尚不具备？中医把这个寻找证据的过程，叫作"有者求之，无者求之"。通过边问边辨，边辨边问，问辨结合，从而减少问诊的盲目性。在问诊的过程中，医生应处于主导地位，不能让患者的叙述牵着医生的鼻子走，要给患者以适当的提示或启发，但也不能凭医生的主观意愿暗示、诱导患者，以避免所获病情资料片面或失真。

以上谈了问诊的方法，接下来说说问诊的主要内容。

问诊的内容包括病人的一般情况（如姓名、年龄、性别、职业、婚否等）、主诉、现病史、既往史、个人生活史及家族史等。在这些内容中，主诉和现病史属于询问重点。所谓主诉，指的是患者此次就诊时最感痛苦的症状或体征及其所持续的时间，比如"四肢关节游走性疼痛1个月"，这就是"主诉"。当然，有时会碰到病情比较复杂的患者说不清主诉是什么，那就得靠医生在询问过程中去归纳、去捕捉。主诉往往是医生确立诊断的主要依据之一。对于现病史的询问则是围绕主诉从起病到此次就诊时，疾病的发生、发展、变化和诊治的经过。基本内容可分为发病情况、病程经过、诊治经过及现在症状四个部分。其中问现在症状是指病人就诊时所感到的一切痛苦和不适以及与其病情相关的全身情况。这些现在症状代表着当前病理变化的反应，是诊病、辨证的首要依据。由于现在症状的范围广泛，内容较多，容易遗漏，故临床上可参考明代医家张景岳编的《十问歌》："一问寒热二问汗，三问饮食四问便，五问头身六胸腹，七聋八渴俱当辨，九问旧病十问因，再兼服药参机变，妇女尤必问经期，迟速闭崩皆可见，再添片语告儿科，天花麻疹全占验。"此十问歌内容全面，依此而问，避免问诊时丢三落四，遗漏病情。对十问歌的问诊，要做到详略得当。无异常者，一句带过；若发现异常，必细问之，因为这些异常情况里，常常蕴含着"阴阳、表里、寒热、虚实"等辨证素材。比如：问发热，必问有无恶寒，中医认为"有一分恶寒，便有一分表证"；若病人有脘腹疼痛，则必问喜按或是拒按，喜按属"虚"，拒按属"实"。每一症状之中，都能找到可资辨证的元素。

四、切诊——切脉而知之谓之巧

切诊分为脉诊与按诊两部分，是医生用手对病人体表某些部位进行触、摸、按，从而获得病情资料的一种诊察方法。不过，古代所说的"切诊"，主要指脉诊而言。

说到切脉，民间又叫"号脉""把脉"，绝对可称得上中医的诊病特色，有的地方竟把"切脉"看作中医的代名词，由此可见脉诊在中医四诊中的重要位置。

中医切脉诊病虽然历史悠久，但诊脉的部位在不同的历史时期有所变迁。早在《黄帝内经》，切脉的部位有头、手、足三部，每部又分天地人三候，合而为九，故称为三部九候法。到了汉代张仲景时代，诊脉的部位变为人迎（颈动脉）、寸口（桡动脉）、趺阳（足背动脉）三部。但自晋代以来，切脉的部位已变为"独取寸口"。寸口又叫"气口"或"脉口"，位于腕横纹外侧桡动脉搏动处。寸口诊法，始见于《黄帝内经》，详于《难经》，推广于晋代王叔和的《脉经》。大家也许对脉诊感到好奇，在寸口号号脉，怎么就能够感知到全身的病证呢？其道理何在？这是因为：其一，寸口脉为手太阴肺经的原穴（太渊穴）所在之处，所谓原穴，是脏腑原气经过和留止的部位，人体十二经脉之气汇聚于此，故而称为"脉之大会"；其二，因为"肺朝百脉"，"朝"即聚会的意思，就是说全身的血液，都通过经脉、血管而聚会于肺，因此，寸口脉气就能够反映五脏六腑的气血状况；其三，由于寸口在腕后，此处肌肤薄嫩，脉易显露，切按方便。故而切脉独取寸口，堪当此任。

寸口的部位尽管不大，但仍可细分为寸、关、尺三部，即以桡骨茎突内侧部位为"关"，关前（近指端）为寸，关后为尺，两手合而为六部脉。《难经》将寸口的寸、关、尺三部，每部又分为浮取、中取、沉取三候，这就是寸口诊法的三部九候，与《黄帝内经》的头、手、足三部九候名同实异。此外，寸、关、尺三部之间虽然只有一个指头的距离差异，但它们分候的脏腑各不相同，这就好比我们在拉二胡时，上一个指头和下一个指头在琴弦上所按的位置不同，所发出的音阶也就不同。寸、关、尺的分候情况：左寸候心，右寸候肺；左关候肝胆，右关候脾胃；左尺候肾与膀胱，右尺候肾与命门。当然，这里各部所分配的脏腑，所候的是指各脏腑之气而言。

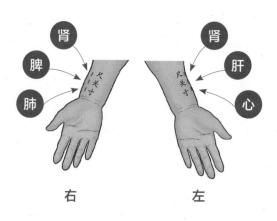

右　　　左

切脉，就是诊察脉象。所谓脉象，就是脉的形状或表现。脉象分平脉和病脉。平脉也就是正常脉象。其表现为寸、关、尺三部均有脉，一息（一呼一吸为一息）四至或五至（相当于每分钟60~90次），不浮不沉，不大不小，从容和缓，柔和有力，节律整齐，尺脉沉取有一定力量，并随生理活动和气候环境的不同而有相应的正常变化。

平脉的特点是有胃、有神、有根。脉象有胃气的表现为脉象从容、和缓、流利；脉象有神的表现为柔和有力、节律整齐；脉象有根则表现为沉取应指有力，尺部尤显。三者相互补充而不宜截然分开。无论何种脉象，只要有力之中不失柔和，和缓之中不失有力，节律整齐，尺部应指，就是有胃、神、根的表现。

除去平脉，其他都是病脉，一般归纳为28脉。《黄帝内经》云："善诊者，察色按脉，先别阴阳。"看来，脉之阴阳，十分重要。一般认为，脉之太过为阳，脉之不及为阴。所谓"太过"者，凡脉位、至数、脉形与脉势之中，有超过本位者为太过；反之则为不及。在常见的28脉中，大脉、浮脉、数脉、动脉、滑脉之类属于阳脉；沉脉、涩脉、弦脉、迟脉、弱脉等则属于阴脉。此外，28脉中的浮、沉、迟、数、虚、实等6种脉象对分辨阴阳、表里、寒热、虚实的辨证诊断十分重要，也应重点掌握。脉诊的内容十分丰富，篇幅所限，难以尽述。

正如《难经》所云："切脉而知之谓之巧。"号脉，的确是个技术活，光有理论指导不行，没有理论指导更不行，号脉者常常是"心中易了，指下难明"，唯有在脉诊理论的指导下，反复临证，细心揣摩，方能掌握脉诊的真谛。令人遗憾的是，当今业中医者，能在脉诊上下真功夫的越来越少，能凭脉断病者更不多见，岂不悲夫！

需要补充的是，随着现代科技的进步，人们可以借助实验诊断或仪器检测的方法，使一部分不易被医生感官觉察的病情得以及时发现，这也可算作是对人类感官的加强和对于"四诊"的延伸吧。

望、闻、问、切四种诊察方法，各自从一个侧面对患者的病情进行了解和诊察，但各自具有一定的局限性，四诊可相互补充而不能彼此取代。只有四诊合参，才能全面掌握病情信息，互相甄别，去伪存真，才能最大限度提高诊断的准确性。

辨证论治

——中医个性化治疗的法宝

辨证论治是中医认识疾病和治疗疾病的基本原则，是中医学对疾病的一种特殊的研究和处理方法，它与中医的"整体观念"一道，被视为中医的基本特点之一。

在这要提醒大家的是，辨证论治的"辨"，是辨别、分辨的"辨"，而不是辩论、辩解的"辩"。"辨"的意思是根据不同事物的特点，在认识上加以区别或选择；而"辩"的意思是用语言来说明某一见解或主张。之所以要把这两个字说清楚，一是因为有些人对此不够重视，经常随意混用；二是要防止有些人时常指责中医为"自圆其说"的"诡辩术"。

接下来就要搞清楚"证"与"症"的区别。证，是机体在疾病发展过程中的某一阶段，对多方面病理特性的概括。它包括了疾病的起因，病变的部位、性质、程度，正邪之间的关系及疾病可能发展的趋势等。它反映疾病发展过程中某一阶段病理变化的本质。而"症"则是指疾病的某一个症状，是病人诉说的不适，如头痛、发热、身痛等单一症状。同一症状可以由多种不同的病因引起，其病理机制常大相径庭，基本性质也可以完全不同，如头痛既可以由瘀血引起，也可以由痰湿引起，还可以由外感所致。所以，我们从某个单一的症状是不能判断疾病的性质的。故中医讲究的是"对证治疗"，而不是单纯的"对症治疗"。

前面我们已经知道了"辨"和"证"的基本含义，接下来就谈谈如何辨证的问题。所谓辨证，就是将四诊（望、闻、问、切）所收集的资料、症状和体征（也可包括西医的相关理化检查结果），通过分析，辨清疾病的原因、性质、部位以及正邪之间的关系，并概括、判断为某种性质的"证"。辨证的过程实际上就是对疾病做出诊断的过程。

 中医说

辨证是为论治服务的。论治，就是根据辨证的结果，确定相应的治疗方法。辨证是决定治疗的前提和依据，论治是治疗疾病的手段和方法。辨证和论治是诊治疾病过程中相互联系不可分割的两个方面，是中医的理、法、方、药在临床上的具体运用，是指导中医临床工作的基本原则。

前面我们一直强调的是"辨证"的重要性，肯定有人要问了，"中医诊病是只辨证不辨病吗？"当然不是！其实"辨证"与"辨病"，两者是同步进行的。作为一个现代的中医，在诊病时不仅是要给出中医的病名诊断，最好还能做出西医的病名诊断(这里无须讳言，中医的病名诊断往往不如西医的病名诊断准确、规范)。既要精中医，又要懂西医。所以经常有中医医生感叹："做医生难，做中医医生更难，做一个好中医更是难上加难！"正如本人的诊疗风格追求的就是"西医的病名诊断，中医的辨证治疗"。那为什么中医既要辨证还要辨病呢？西医为什么只辨病而无辨证之说呢？要回答这些问题，就得弄清楚"病"与"证"是什么关系。"病"的概念反映了某一种疾病全过程的总体属性、特征和规律，包含了该病的自然进展过程及其转归和预后。"证"则是疾病过程中某一阶段的病理概括。病与证，虽然都是对疾病本质的认识，但"病"的重点是全过程，而"证"的重点在现阶段。比如说，乳腺癌是一个病名，乳腺增生症也是一个病名，这两种病或许在某个阶段都会存在"气滞血瘀"的证候表现，但从总体来看，这两个病的发展转归是完全不同的。由此可见，对"病名"诊断是十分重要的。既然病的概念是如此重要，那我们为何不说"辨病论治"，而是要强调"辨证论治"或是辨证与辨病相结合论治呢？那是因为以下两个原因。其一，疾病的临床表现并非都是千篇一律的。

比如，有甲、乙两人同居一室，且同时患"感冒"，同去就诊。医生诊断：甲为"风热感冒"，乙为"风寒感冒"。为什么呢？那是因为甲、乙二人的体质不同。由于"甲"素体阳盛，外感之后，机体的反应易向热的方面转化；而乙呢，身体虚弱，素体虚寒，故外感后，机体的反应就容易向寒的方面发展。对"甲"的治疗宜辛凉解表，而对"乙"的治疗，则应辛温解表，宣肺散寒。看见了吧，两人虽然同患感冒，但因两者临床表现的"证候"各异，故治疗方法也就各不相同。这就叫"辨证论治"，也称为"同病异治"。在此，我们不妨来看看西医是如何处理的。大家知道，西医是很重视诊断的。若甲乙二人的诊断都是感冒，那病因就是感染流感病毒，治疗原则理所当然就是抗病毒，所以两人所服药物很可能就会完全相同。因此人们常说"中医是治疗患病的人，西医则是治疗人患的病。"

前面谈了为何要重视辨证论治的原因之一，接着说说原因之二，疾病的发展可分为不同的阶段，而且有的患者还可能出现一种或几种并发症，虽然病名则一，但由于疾病所处的阶段不同，临床上所表现的证候也就不同，故治疗若要做到有的放矢，那就必须是"辨证论治"。当然，也可同时配备一些治疗该病的"专药专方"结合治疗。

此外尚需提及的是，在辨证论治的前提下，中医对两种完全不同的病，只要表现为相同的"证"，有时也可以用同一种方法给予治疗。比如，有这样三位患者，一为久痢脱肛、一为子宫下垂、一为胃下垂，虽然三者的病名各不相同，且差异很大，如果其病机都是"中气下陷"，就都可以用提升中气之法给予治疗。对此，中医叫作"异病同治"。

由此可见，中医的"辨证论治"是一种灵活机动、有的放矢、强调病机病理、重视个体差异的一种治病模式，也是中医对付复杂多变的疾病的制胜法宝。

干支——构建中医的基本元素

干支是天干和地支的合称。天干有十个，起于甲而终于癸，即甲、乙、丙、丁、戊、己、庚、辛、壬、癸；地支有12个，起于子而终于亥，即子、丑、寅、卯、辰、巳、午、未、申、酉、戌、亥。

天干第一为甲，地支第一为子，干支相配，便成甲子、乙丑、丙寅、丁卯……由于天干是十数，地支是十二数，于是二者配合，以六轮天干、五轮地支，便成六十环周，称为一个花甲，周而复始，即如民间所说"六十年转甲子"。

新中国成立以前，乃至上溯几千年，干支的功能主要是用以纪年、纪月、纪日和纪时。譬如您生的年、月、日、时，分别有一个相对应的"年干支"、"月干支"、"日干支"和"时干支"来表示，每个干支两个字，共四个干支八个字，

1 甲子	2 乙丑	3 丙寅	4 丁卯	5 戊辰	6 己巳	7 庚午	8 辛未	9 壬申	10 癸酉
11 甲戌	12 乙亥	13 丙子	14 丁丑	15 戊寅	16 己卯	17 庚辰	18 辛巳	19 壬午	20 癸未
21 甲申	22 乙酉	23 丙戌	24 丁亥	25 戊子	26 己丑	27 庚寅	28 辛卯	29 壬辰	30 癸巳
31 甲午	32 乙未	33 丙申	34 丁酉	35 戊戌	36 己亥	37 庚子	38 辛丑	39 壬寅	40 癸卯
41 甲辰	42 乙巳	43 丙午	44 丁未	45 戊申	46 己酉	47 庚戌	48 辛亥	49 壬子	50 癸丑
51 甲寅	52 乙卯	53 丙辰	54 丁巳	55 戊午	56 己未	57 庚申	58 辛酉	59 壬戌	60 癸亥

这便是"生辰八字"了。日常生活中也常用干支来表示某些事物的顺序或序号，如：甲、乙、丙、丁……或子、丑、寅、卯……当然现在多用一、二、三、四或A、B、C、D来表示。那么干支和中医又有何关系呢？前面说过，干支是用来纪年、纪月、纪日、纪时的，那它就代表了"天"、代表了"宇宙"的运行节律，我们知道，中医学是"天人合一"之学，因此，中医与干支自然也就结下了不解之缘。

一、干支与脏腑的关系

在中医理论中，天干和地支分别与脏腑有相对应的配对关系。天干配脏腑的歌诀：甲胆乙肝丙小肠，丁心戊胃己脾乡。庚属大肠辛属肺，壬属膀胱癸肾脏。三焦阳腑须归丙，包络从阴丁火旁，阳干宜纳阳之腑，脏配阴干理自当。地支配脏腑亦有歌诀：肺寅大卯胃辰宫，脾巳心午小未中，申膀酉肾心包戌，亥焦子胆丑肝通。干支与脏腑配对在中医针灸的"子午流注""灵龟八法"等针法中具有重要意义。此外，在"十二时辰养生法"中也有广泛应用。

天干	五行	五脏六腑、身体部位
甲	木	胆、头
乙		肝、项
丙	火	小肠、肩
丁		心
戊	土	胃、肋
己		脾、腹
庚	金	大肠、脐
辛		肺、股
壬	水	膀胱、三焦、肾
癸		肾、心包络、足
乾：头，坤：腰，坎：耳，震：足，巽：股，艮：手，兑：口，离：目		

二、干支与中医运气学

运气学说是五运六气学说的简称。五运六气学说是以天人合一的整体观念为指导，以阴阳五行理论为基础，以天干地支符号作为演绎的工具，来推论气象、物候及病候变化，探索自然现象与生命现象的共有周期规律，从而寻求疾病的发病规律及相应的防治方法的理论。

三、干支与方位、五行、季节相配

甲乙寅卯，位属东方、属木、为春；丙丁巳午，位属南方、属火、为夏；庚辛申酉，位属西方、属金、为秋；壬癸亥子，位属北方、属水、为冬；戊己辰戌丑未，位居中央、四季为土。

如上所述，把干支与脏腑、时空、五行联系在一起，成为构建中医的基本元素，同时也对中医理论的发展和应用起到了积极作用。

十二时辰——中医的时间医学

十二时辰是中国古代劳动人民根据一日间太阳出没的自然规律、天色的变化以及自己的生产活动、生活习惯而归纳总结的计时方法。具体方法是把一昼夜划分成十二个时段，每一个时段为一个时辰，十二时辰相当于24个小时，每个时辰等于2个小时。

十二时辰由十二个特定的时间名词构成。十二时辰制，从西周时就已使用。汉代命名为夜半、鸡鸣、平旦、日出、食时、隅中、日中、日昳、晡时、日入、黄昏、人定。与之相对应的还有一种用十二地支来表示的方法，即以夜半二十三点至一点为子时，一点至三点为丑时，三点至五点为寅时，五点至七点为卯时，七点至九点为辰时，九点至十一点为巳时，十一点至十三点为午时，十三点至十五点为未时，十五点至十七点为申时，十七点至十九点为酉时，十九点至二十一点为戌时，二十一点至二十三点为亥时。

根据中国的历法规定，每一天的开始起于子时的中点，即零时，如《新唐书·历表》中就明确指出："古历分日，起于子半。"

上面我们介绍了有关十二时辰的基本概念。接下来我们看看十二时辰对人体有些什么影响以及与中医的关系。

大家知道，地球有公转和自转两种运行方式，其中二十四节气表示的是地球绕太阳公转一周时所呈现的24个时间节段；十二时辰，表示的是地球自转一周所产生的12个时辰位段，也象征着一天24小时内日出日落、阴阳之气升浮降沉的过程。我们知道，中医讲究的是"天人相应"，因此，十二时辰与人体的生理病理是息息相关的。

一、十二时辰与脏腑、经络的关系

人体是以五脏为中心，配以六腑，通过经络系统"内属于脏腑，外络于肢节"的作用而形成的一个有机的整体。经络系统由经脉和络脉组成，其中，经脉可分为十二正经和奇经八脉。十二正经的名称分别是手太阴肺经、手阳明大肠经、足阳明胃经、足太阴脾经、手少阴心经、手太阳小肠经、足太阳膀胱经、足少阴肾经、手厥阴心包经、手少阳三焦经、足少阳胆经、足厥阴肝经。中医通过长期的临床实践发现，人体经脉中的气血运行是循环贯注的，且有一定的时间规律。这个流注是从寅时开始，气血从人体的中焦上注于肺经，以后每经过一个时辰，依次经过大肠、胃、脾、心、小肠、膀胱、肾、心包、三焦、胆、肝，再流注于肺经。这样，十二时辰就与脏腑、经脉产生了直接联系。古人把这种联系编成了歌诀，以便记忆：肺寅大卯胃辰宫，脾巳午心小未中，申膀酉肾心包戌，亥焦子胆丑肝通。

十二时辰与脏腑、经络相对应的意义在于，当某个时辰时，就由其所对应的脏腑"值班"或称"当令"，该脏腑的

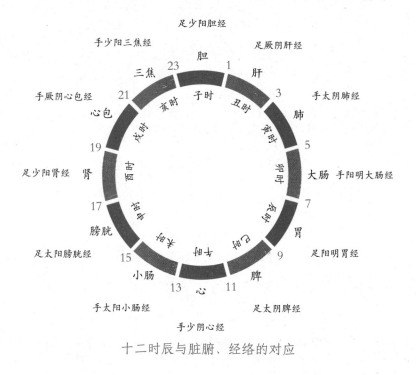

十二时辰与脏腑、经络的对应

经气就会相对旺盛，同时该脏腑的功能也就会相对增强。中医常常会借助其"时段优势"进行诊断、治疗、养生和防病。

二、子午流注

子午流注是中国古代关于针灸取穴方法的一种学说。中医理论认为人体的气血在经脉中循行时，随着时间的变化而有盛衰开阖的不同，因而主张以十二经的"五腧穴"（井、荥、输、经、合）为基础，配合日、时的天干、地支变易，来决定某天某时治病应取的穴位。

"子午"二字，具有时辰、阴阳和方位等含义。从时辰看，一天十二时辰，用子午以分昼夜，子时是夜半，午时是中午。从一年看，子是一年中的十一月，为冬至节所在，代表一年的冬季；午是农历的五月，是夏至节所在，代表一年的夏季。

从阴阳变化来看，子时为阴盛时，阴极生阳，是一阳初生的半夜；午为阳盛之时，阳极生阴，是一阴初生的中午。

从方位看，《黄帝内经》说："岁有十二月，日有十二辰，子午为经，卯酉为纬。"经指南北（上下），纬指东西（左右）。因此，子午所涉及的时、空概念是比较广泛的。

"流注"二字，从狭义上讲，是形容自然界水的流动转注。《诗经》中的"如川之流，丰水东注"正是这个意思。

广义来看，它涉及宇宙万物的变化。因此，"子午流注"是根据自然界一切事物的周期变化，研究时空同步的科学理论。"子午流注"与中医针灸相结合，说明了人体的气血运行与自然界周期同步运行不息，具有典型的"时间医学"意义。

三、不同的时辰对脏腑病证的影响

不同的时辰会导致与之相关的脏腑的病证好转或出现某些典型症状。大家熟知的《伤寒论》为中医四大经典之一，书中有很多病证与时辰相关的论述。其中记载了六经病都有一个"欲解时"。如《伤寒论》："太阳病欲解时，从巳至未上。"所谓"欲解时"，就是说该病证有可能出现缓解或痊愈的时辰。"巳至未上"就是从巳时到未时这个时间段上，这个时间段正是自然界阳气最旺盛的时候，我们人身上的阳气随之也旺盛，而"太阳病"的病理机制正是由于太阳经的阳气虚弱、卫外不固才出现的"脉浮，头项强痛而恶寒"等症。此时，人得天助，故太阳病欲作解，往往就在这个时候。其余五经病证的"欲解时"，其道理均与上述相仿，均与自然界或所病脏腑的特性相关。

此外，前面提及，有些病证会在特定的时辰出现某些典型的症状，如伤寒六经病中的"阳明病"，就常常出现"日晡所发潮热""独语如见鬼状"。这个"日晡"所指的是什么时间呢？就是申、酉之时，也就是下午3~5点或5~7点这个时间段。为什么这个时候潮热？因为申酉之时阳明气旺，能和邪气抗争，它亢奋，所以发热就明显，就像涨潮一样，所以叫日晡所发潮热。《黄帝内经》中关于这方面的论述也有很多，比如肝病、肺病啊，在什么时候重，什么时候轻，始于什么时候？古人都有一套认识的方法，值得好好研究。

十二时辰和当今24小时计时制一样，虽然从本质上都是一种计时的方法，但与后者不同的是，十二时辰除了计时以外，还承载了诸如人体气血的流注、脏腑经气的强弱、阴阳正邪的盛衰以及社会人文方面的诸多内涵。

二十四节气——中医的气候医学

二十四节气是华夏祖先通过观察太阳周年运动而创建的时间知识体系，即把一个太阳回归年从"春分点"开始，依次分为24个时间节点，称为二十四节气，并依次命名为春分、清明、谷雨、立夏、小满、芒种、夏至、小暑、大暑、立秋、处暑、白露、秋分、寒露、霜降、立冬、小雪、大雪、冬至、小寒、大寒、立春、雨水、惊蛰。

二十四节气的划分绝不是简单地把一年均分为24个时间段，而是有着严格的天文知识的定义。根据现有的天文知识，我们知道太阳和地球每时每刻都在进行着自转和公转，通常把地球绕太阳公转的轨道称为"黄道"，而二十四节气正是按照太阳在黄道上的位置来划分的。当太阳垂直照射赤道时定为"黄经零度"，即为"春分点"。从这里出发，沿黄经每运行15度所经历的

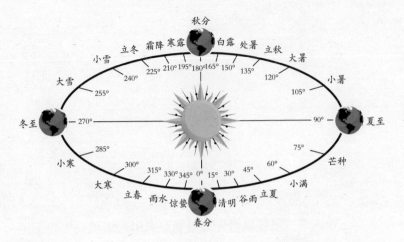

时日称为一个"节气"。待运行一周后又回到春分点,此为一个回归年,合360度,共经历24个节气。每个公历月对应2个节气。其中,每月第一个节气为"节令",如:立春、惊蛰、清明、立夏、小暑、立秋、白露、寒露、立冬、大雪和小寒,共12个"节令";每月的第二个节气为"中气",分别为雨水、春分、谷雨、小满、夏至、大暑、处暑、秋分、霜降、小雪、冬至和大寒,共12个"中气"。"节令"和"中气"交替出现,各历时15天,人们习惯上把"节令"和"中气"统称为"节气",即每年有24个节气。

二十四节气的名称首见于西汉刘安的《淮南子·天文训》,把5天叫1候,3候为一气,称节气,全年分为72候24节气。节气是华夏祖先历经千百年的实践探索创造出来的宝贵科学遗产,是反映天气气候和物候变化、掌握农事季节的工具,影响着千家万户的衣食住行。

上文表明，二十四节气反映了天气气候和物候的变化，主要用于指导农事活动，那它和中医有什么关系呢？我们知道，中医理论的最大特色之一，就是强调"天人相应"的整体观，天气气候的变化与人体的生理病理息息相关。因此，二十四节气和中医的关系就不言而喻了。

一、二十四节气是对四季概念的科学合理"细化"

大家知道，中医十分重视四季寒暑的变化，《黄帝内经》说："阴阳四时者，万物之终始也，死生之本也。"但一年分为四季，只是一个较为抽象的时间概念，且每季包括三个月，跨度也较大。而二十四节气就不同了，每个节气只有十五天左右，且有明确的天文学定义。比如立春、立夏、立秋、立冬，分别表示春季、夏季、秋季、冬季的开始。比如2018年的立春时间为2018年2月4日05点28分25秒。从此

 中医说

2016年，联合国教科文组织正式将中国申报的"二十四节气——中国人通过观察太阳周年运动而形成的时间知识体系及其实践"列入联合国教科文组织人类非物质文化遗产代表作名录。长期以来，二十四节气指导着传统农业生产和日常生活，被誉为"中国的第五大发明"。

时此刻起，也就进入了天文学定义的"春季"。所以说，通过对"节气"的把握，能使我们更为准确地掌握天气气候的变化，有利于我们更好地防病治病和养生。

二、中医与"八节"

由于二十四节气是反映气候的，故中医与之均有较为密切的关系，但较而言之，其中有八个节气与中医的关系更为密切。"八节"指的是立春、春分、立夏、夏至、立秋、秋分、立冬、冬至八个节气。这是因为：

其一，"八节"是自然界的阳热之气"升降沉浮"运动的起点或终点。比如：立秋为地面上的阳热之气降到地面之下的起点。秋分前，地面上的热多，至秋分节，则地上地下的热平分也。立冬则为阳热之气沉入地下之起点，冬至则是阳热降极而升之起点。立春、春分二节，冬寒所藏的阳热之气由降而升也，故气候由寒转温也；春分节前，地面下阳热多，地面上阳热少；春分节后，地面上阳热多，地面下阳热少。立夏为阳热之气上浮之起点，到了夏至节，则阳浮已极，亦为升极而降之时。

以上说的是自然界阳热之气升降浮沉之规律，大家知道，中医学，乃人身小宇宙之学，言宇宙大气热的降沉升浮，即是言人身热的降沉升浮。人身与宇宙实为一体、息息相关。例如：立秋处暑之后，阳气下降，万物得根，人身即较强健也；过了秋分，到寒露、霜降节气，降入地面下的阳热增多，西北方居住土穴者，可明显感觉土穴内温暖，东南方亦感觉秋后屋内有热气，人身亦下部增温也；再如，立春雨水过后，阳热春升，地面气温，故春分节后的时令病，多为下虚、下寒及头昏、耳鸣等上实下虚之病证。总之，人与自然是息息相关的。阳气者，春夏二季则升、则浮，秋冬二季则降、则沉。阳升则出，阳降则入。入则为实，出则为虚。所以，人身交春夏则感倦怠乏力，交秋冬则康健也。

其二，"八节"之交，多为"虚邪贼风"易作之时。《黄帝内经》云："虚邪者，八正之虚邪气也。"所谓"八正之虚邪气"，指的就是前述的四立、二分、二至这八个节气依次相交的当日或前后一两日，自然界所发生的不正之风，又称"虚邪贼风"，最易伤人。

三、"二至"是阴阳二气转换的起点

二至指的是冬至和夏至两个节气。现代天文学测定，冬至这天，太阳运行至黄经270度（也叫"冬至点"），太阳直射地面的位置到达一年的最南端，太阳几乎直射南回归线，阳光对北半球最为倾斜。因此，冬至日是北半球各地一年中白昼最短，黑夜最长的一日。冬至节过后，白昼就会逐日加长。冬至者，乃阳热降极而升的转折点，虽然此节过后，仍有一段极寒时间，但此时，阳气已开始蕴蓄，由降转升，故自古就有"冬至一阳生"之说。若此时天暖不冷，或闻雷声，或起大雾，此为阳气外泄，人体易患上热下寒死人最速的温病，并且来年春夏的病候更大。

夏至，出现于每年的6月21日或22日，此时太阳直射北回归线，是北半球一年中白昼最长的一天。夏至节为阳热升极而降之起点。阳降则阴升，从这天起，阴气慢慢从地心往上走，所以说"夏至一阴生"。大家也应清楚，在宇宙大气中，"阳降阴升"是一个逐渐的、缓慢的过程，夏至以后，虽然阴气渐生，但天气依然炎热，在未交立秋之前，还要经过初伏、中伏、末伏，俗称"三伏天"，所谓"热在三伏"、"冷在三九"也。此时也正是"冬病夏治"的好时机。此外，夏至还是划分温病与暑病的节点。《黄帝内经》讲："凡病伤寒而成温者，先夏至日者为病温，后夏至日者为病暑。"这个"温"是指温热病而言。温热病在夏至以前发病的，属于温病，一般多属于春温；夏至以后发的热病，则多半属于暑病，这是根据时间来划分的。

另外，需要补充说明的是，节气之"节"，本指竹节而言。据清末民初的中医学家彭子益先生说："节与节之间是滑利的，一到节上，便难过去。宇宙大气，交节必郁而后通。久病之人，交节前三日多死。大气郁，人身亦郁。久病之人，腠理干塞，交节不能通过，是以死也。凡病节前起色，以后即愈得快。"可见，人身即一小宇宙，并非虚言也。

　　总之，二十四节气是体现"天道"的，而中医学则是"天人合一"之学。故习中医者，必先学知二十四节气也。

治未病

——中医的预防医学

"治未病"一词，可以说眼下正"火"，一大批中老年人正在积极投入"治未病"的养生防病大军之中。当然也有人质疑："未病，就是没有病，那为何还要治呢？"首先我们要明白，未病指的是那些当前尚未表现出明显症状的潜在性疾病或身体时有不适而相关理化检查尚无明显异常的所谓"亚健康人群"。再说"治未病"的"治"，不单纯指治疗而言，应该还有"管理""治理"的意思。

从中医的角度讲，"治未病"主要包括未病先防和既病防变两个方面的内容。

未病先防，怎么防？我想应该从基础性预防和专业性预防两个方面着手。一方面是基础性预防，所谓基础性预防就是注意调摄精神、适当锻炼、劳逸适度、节制饮食、规律起居，从而起到增强体质，提高人体的正气及抗病能力。《黄帝内经》讲："正气存内，邪不可干。邪之所凑，其气必虚。"所以，基础性预防是"治未病"的主要措施。另一方面就是专业性预防。所谓专业性预防指的是药物预防、人工免疫以及基于中医运气学说的预测性预防。在药物预防方面，如用苍术、雄黄等烟熏以消毒防病，用贯众、板蓝根预防流感，用茵陈、栀子预防肝炎，用马齿苋预防痢疾等，都有较好的效果。西医在人工免疫接种方面也取得了很多成果。此外，中国古人发明的运气学说在对疾病的预测方面可谓成绩骄人，有如天气预报一样，它不但可做短期预测，也可做出长期预测，甚至可对超长期如12年内、乃至60年内某些疾病的流行做出预测，这就可以提醒我们提前做好相应的预防准备。

关于"既病防变"，也包括两方面的内容。一方面是早期诊治。《黄帝内经》说："故邪风之至，疾如风雨，故善治者治皮毛，其次治肌肤，其次治筋脉，其次治六腑，其次治

中医说

中医学历来就重视预防，早在《黄帝内经》中就提出了"治未病"的预防思想，强调"防患于未然"。《黄帝内经》说："圣人不治已病治未病，不治已乱治未乱……夫病已成而后药之，乱已成而后治之，譬犹渴而穿井，斗而铸锥，不亦晚乎。"其十分生动地指出了"治未病"的重要意义。

五脏。治五脏者，半死半生也。"这说明外邪侵入人体，如果不及时诊治，病邪就有可能由表入里，步步深入，以致侵犯内脏，使病情愈来愈重，愈来愈复杂，治疗也就愈加困难，有的甚至不治身亡。

既病防变的另一方面内容就是根据疾病的发展传变规律，截断其传变途径，先安未受邪之地。《难经》说："上工治未病，中工治已病者，何谓也？然：所谓治未病者，见肝之病，则知肝当传之于脾，故先实其脾气，无令得受肝之邪，故曰治未病焉。中工者，见肝之病，不晓相传，但一心治肝，故曰治已病也。"因为肝属木，脾属土，肝木能克乘脾土，故临床上治疗肝病，常配合健脾和胃的方法以阻止肝病传脾。这便是既病防变法则的具体应用。这里我们可以看出，有病早治，其责任主要在患者，那阻断疾病的传变途径就应该属于医生的责任了。

"治未病"是一项医、民结合的群众性的系统工程，需要广大民众树立"有病早治、未病先防"的健康理念，并积极投身到强身健体的群众运动之中去。

但愿医院门可罗雀，何愁架上药物生尘！"治未病"的美好愿景当如是。果若如此，真乃民众之福，亦乃医者之幸也！

脏腑学说

——以五脏为中心的中医整体观

中医的脏腑，在《黄帝内经》中称之为"藏象"。"藏"，做动词解是藏匿之意；做名词解则通"臟"，现简化为"脏"，故"藏"亦为内脏的统称。"象"，形象也，是指表现于外的生理、病理现象。所谓"藏居于内，形见于外，故曰藏象"。

脏腑，是内脏的总称。按照脏腑的生理功能特点，可分为脏、腑、奇恒之腑三类：脏，即心、肺、脾、肝、肾，合称为"五脏"；腑，即胆、胃、大肠、小肠、膀胱、三焦，合称为"六腑"；奇恒之腑，即脑、髓、骨、脉、胆、女子胞（子宫）。

内脏之所以又可分为脏、腑与奇恒之腑，是因为这三部分分别有它们共同的生理特点。其中，五脏，多为实质性脏器，其共同的生理功能是化生和贮藏精气；六腑，多为中空管腔性脏器，其共同的生理功能是受盛和传化水谷糟粕。正如《黄帝内经》所说："所谓五脏者，藏精气而不泻也，故满而不能实。六腑者，传化物而不藏，故实而不能满也。"这里的"满"和"实"，主要是针对精气和水谷的各自特点而言，即精气为满，水谷为实。所谓奇恒之腑，奇，异也；恒，常也。奇恒之腑，其形态似腑，多为中空有腔的脏器，而功能似脏，贮藏精气。由于它们既不同于五脏，也不同于六腑，故称为奇恒之腑。

中医的脏腑学说与西医相比，有一个显著的特点，即以五脏为中心的整体观。主要体现在：以脏为阴，腑为阳，一阴配一阳，一脏配一腑。如心与小肠、肺与大肠、脾与胃、肝与胆、肾与膀胱以及心包与三焦相为表里，相表里的脏腑间在生理功能上有着紧密联系。

五脏与形体诸窍联结成一个整体。藏象学说认为，五脏各有外候，与形体诸窍各有特定的联系。如：心，其华在面，其充在血脉，开窍于舌。即心的功能强弱可以从颜面部的光泽度，血管的充盈与流畅度以及舌的色泽与功能等方面体现出来。其余四脏与形体诸窍的联系亦各有所属，将在各脏功能中分别叙述。

五脏的生理活动与精神情志密切相关。现代医学认为，人的精神情志与意识思维活动，是属于大脑的功能，但是，中医的藏象学说认为，精神、思维活动与五脏的生理活动有着密切的关系，其中与心的关系尤为密切。

此外，中医还认为，五脏与自然界的五时、五方之气是相互通应的，如：心通于夏气，肺通于秋气，脾通于土气（即长夏之气），肝通于春气，肾通于冬气。

上文谈了中医脏腑的整体概貌，接下来分述其各自的功能。

中医说

中医的五脏名称，虽与现代人体解剖学的脏器名称相同，但它们在生理、病理方面的含意不完全相同。中医学某一个脏腑的生理功能，可能包含着西医生理学中几个脏器的生理功能；而西医的一个脏器的生理功能，也可能分散在中医的几个脏腑的生理功能之中。这是因为，中医所说的脏腑，它不单纯是一个解剖学的概念，更重要的是概括了人体某一系统的生理和病理学概念。因此，中医对五脏的称呼，多是单称其心、肝、脾、肺、肾，一般很少见如西医一样称呼为"心脏""肝脏""肾脏"的，其中之寓意也是隐约可见了。

一、五脏：化生和贮藏精气

心 位于胸腔之内，膈膜之上，两肺之间，脊柱之前，形似倒垂未开之莲花，有心包护卫于外。

心为神之舍，血之主，脉之宗，为五脏之首，在五脏属火，起着主宰人体生命活动的作用，故《黄帝内经》称之为"君主之官"。心的主要生理功能是主血脉、主神志。心在志为喜，在液为汗，其华在面，开窍于舌。手少阴心经与手太阳小肠经在心与小肠之间相互络属，故心与小肠互为表里。

1.心的主要生理功能

（1）心主血脉：心主血脉，包括心主血与心主脉两个方面，是指心气有推动血液在脉（血管）中循行、周流全身、输送营养物质的作用。心、血、脉三者密切相关，共同构成一个循环于全身的系统。该系统的生理功能，以心气充沛、血液充盈、脉道通利为基本条件，其中心气起着主导作用。

心主血脉的功能是否正常，可以通过面色、舌色、脉象及胸部的感觉进行观察。若心气充沛，血液充盈，脉道通利，则面色红润，舌质淡红、滋润灵活而有光泽，脉象和缓有力，胸部感觉舒畅。如果心气不足、血液亏虚、脉道不利，势必形成血流不畅或血脉空虚，而见面色无华、脉象细弱无力等外在表现，甚则发生气血瘀滞，血脉受阻，而见面色灰暗、唇舌青紫、心前区憋闷或刺痛，以及脉象结、代、促、涩等外在表现。

（2）心主神志：心主神志，又称心主神明或心藏神。神，有广义和狭义之分。广义的神，是指整个人体生命活动的外在表现，如整个人体的形象以及面色、眼神、言语、应答、肢体活动姿态等，也就是通常所说的一个人的"神气"；狭义的神，是指人的精神、意识、思维活动。《黄帝内经》说："心者，五脏六腑之大主也，精神之所舍也。"心，能主宰广义之神的原因在于心能为全身五脏六腑、形体官窍输送血液和提供养分，使生命活动得以完成；心主狭义之神，是指心能主宰人体的心理活动。心具有接受外来信息并做出反应的作用。

另外，心主神志的生理功能与心主血脉的生理功能密切相关。血液是神志活动的物质基础。正因为心具有主血脉的生理功能，所以才具有主神志的功能。如《黄帝内经》说：

现代医学认为，心主神志的功能，属大脑的生理功能，是大脑对外界事物的反应。那么，心是否仅仅只是个供血器官，有没有部分"主神志"的功能，目前学术界尚存争议。通过观察某些接受心脏移植术的人群发现，他们的性格特征和思维方式明显带有供体者生前的心理特征的痕迹，也许这就能说明一些问题了。

"心藏脉，脉舍神。"因此，心主血脉的功能异常，也就必然出现神志的改变。

2.心的系统连属

（1）心在志为喜：中医学认为，外界信息引起的情志变化，是由五脏的生理功能所化生，故把喜、怒、忧、思、恐称作五志，分属于五脏。喜，则为心之志，即指心的生理功能与精神情志的"喜"有关。喜，一般来说，是对外界信息所产生的良性反应，对心主血脉的生理功能是有益的，喜则气机调达，血脉通利。但凡事不能过度，若暴喜过度，则可使心神、心脉受损，中医叫作"喜伤心"。大家所熟知的"范进中举"，即是其例。

（2）心在体合脉，其华在面：心合脉，是指全身的血脉都属于心。华，是光泽、光彩之意。其华在面，是指心脏气血的盛衰，可以从面部的色泽变化显露出来。若心气旺盛，血脉充盈，则面部红润有光泽；若心气血不足，则可见面色㿠白、无华、晦滞；若心脉瘀阻，则见面色青紫。

（3）心在窍为舌：又称为心开窍于舌。窍者，孔窍也，即指舌是观察心的生理功能的一个窗口。舌的主要生理功能是司味觉和表达语言，这一功能的正常体现均有赖于心主血脉与主神志的功能。心的功能正常，则舌体红活荣润、柔软灵活，味觉灵敏，语言流利；若心有病变，也可从舌上反映出来。

（4）心在液为汗：是指心与汗液的生成和排泄关系密切。汗液，是津液通过阳气的蒸腾汽化后，从玄府（汗孔）排出的液体。《黄帝内经》说："阳加于阴谓之汗。"可见汗为津液所化生，而血与津液又同出一源，故而"汗血同源"。血又为心所主，故有"汗为心之液"之称。总之，心者，犹如一国之君，乃五脏六腑之大主，生命之根本也。

肺 位于胸腔，居横膈之上，分为左肺、右肺，与气管、支气管、咽喉、鼻共同构成肺系。

肺在人体脏腑中位置最高，故称肺为"华盖"。因肺叶娇嫩，不耐寒热，易被邪侵，故又称肺为"娇脏"。肺为魄之处，气之主，在五行属金。肺的主要生理功能是主气、司呼吸，主宣发和肃降，通调水道，朝百脉，主治节。肺在志为悲忧，在体合皮，其华在毛，开窍于鼻，在液为涕。手太阴肺经与手阳明大肠经在肺与大肠之间相互络属，故肺与大肠相表里。

1.肺的主要生理功能

（1）肺主气、司呼吸：肺主气的功能，包括主一身之气和呼吸之气两个方面。所主一身之气，是指肺具有主持、调节全身之气的作用。一方面体现在宗气的生成。宗气，是由肺吸入的自然界之气与脾胃运化的水谷精气相结合而成。宗气生成于肺，积存于胸中，呼则上走息道出喉咙以促进肺的呼吸，吸则入能贯注心脉以助心推动血液运行。因此呼吸功能正常与否，直接影响宗气的生成，并同时影响全身之气的生成和盛衰。另一方面表现为肺有节律的呼吸运动，调节着全身之气的升降出入运动。肺主呼吸之气，是指肺通过不断地呼吸，吐故纳新，从而保证了机体新陈代谢的正常进行，维持人体的生命活动。

司呼吸，是指肺为人体主司呼吸运动的器官，具有呼吸功能。实际上，肺主气的功能也是通过肺主呼吸的功能来实现的。

（2）肺主宣发和肃降：所谓"宣发"，是指肺气具有向上升宣和向外周布散的作用；肺主肃降，是指肺气具有向内向下清肃通降和使呼吸道保持清洁的作用。

肺的宣发和肃降作用是相反相成的矛盾运动，它们在生理情况下相互依存、相互制约，在病理情况下，则又常常相互影响。所以说，没有正常的宣发，就没有很好的肃降；没有很好的肃降，也必然会影响正常的宣发。宣发与肃降正常，则气道通畅，呼吸调匀，体内外气体得以正常交换。如果二者的功能失去协调，就会发生"肺气失宣"和"肺失肃降"的病变，从而出现咳、喘、肺气上逆之病证。

（3）通调水道：通，即疏通；调，即调节；水道，是水液运行和排泄的通道。肺通调水道，是指肺气的宣发和肃降运动对体内体液的输布、运行和排泄起着疏通和调节的作用。由于肺为华盖（原指古代帝王所乘车子上伞形的遮蔽物），位于高位，故称"肺为水之上源，肺气行则水行"。如果肺的通调水道功能减退，就可发生水液停聚而生痰、成饮，甚则水泛为肿等病变。

（4）朝百脉、主治节：朝，就是聚会的意思。肺朝百脉，就是指全身的血液，都通过经脉而聚会于肺，同时通过肺的呼吸，进行气体的交换，然后再输布到全身。肺朝百脉的功能，是肺气的运动在血液运行中的具体体现。全身的血、脉虽统属于心，但血液在全身的正常循环尚需肺的协助，因此肺朝百脉的作用，是助心行血。因此，临床上治疗血行不畅之疾，除活血、行血之外，常配以行气、补气之品。

肺主治节，是指肺具有治理调节全身各脏腑组织生理功能的作用。《黄帝内经》说："肺者，相傅之官，治节出焉。"其意是说肺犹如一国之宰相，能辅佐君主，发挥治理调节全身的作用。

2.肺的系统连属

（1）肺在志为悲忧：悲、忧二者均属于非良性刺激的情绪反应，悲和忧虽略有不同，但其对人体生理活动的影响大致相同。过度悲哀或过度忧伤都能耗伤肺气，所谓"悲则气消"是也。悲忧过度可导致呼吸气短等肺气不足的现象；反之，在肺虚或肺的宣降失调时，机体对外来的非良性刺激的耐受力下降，就容易产生悲忧的情绪变化。

（2）肺在体合皮，其华在毛：皮毛，包括皮肤、汗腺、毫毛等组织，为一身之体表，依赖于肺所宣发的卫气（行于脉外之气）和津液的温养、润泽，是机体抵抗外邪的第一道屏障。肺与皮毛相合，是指肺与皮毛相互为用的关系。若肺的生理功能正常，则皮肤致密，毫毛光泽，抵御外邪侵袭的能力较强；若肺气虚，宣发卫气和输精于皮毛的生理功能减弱，则卫表不固，抵抗外邪的能力低下，可出现自汗多汗，或容易感冒，或皮毛枯槁不泽等现象。

（3）肺在窍为鼻：鼻与喉是呼吸之气出入的通道，与肺相连，故称喉为肺之门户，鼻为肺之外窍。鼻为呼吸道的最上端，具有主通气、主嗅觉和助发音的功能，但该功能的完成都必须依赖肺气的宣发作用。故《黄帝内经》说："肺气通于鼻，肺和则鼻能知臭香矣。"肺的病变，也多见鼻、喉等肺系病证，如鼻塞、流涕、喷嚏、喉痒、喑哑或失音等。所以临床上把鼻的异常变化作为诊断肺病的依据之一。

（4）肺在液为涕：鼻涕，是鼻黏膜分泌的黏液，具有润泽鼻腔的作用。鼻涕由肺精所化，经肺气的宣发作用布散于鼻窍。若肺的功能正常，则鼻腔润泽而不外流；若肺寒，则鼻流清涕；若肺热，则鼻涕黄浊；若肺燥，则见鼻干。

脾位于中焦，在左膈之下，脾胃同居中焦，以膜相连，是人体消化系统的主要脏器，五行属土。

脾胃共为后天之本，气血生化之源，故《黄帝内经》说："脾胃者，仓廪之官，五味出焉。"脾的主要生理功能是主运化、主升、主统血。脾在志为思，在体合肌肉，主四肢，开窍于口，其华在唇，在液为涎。足太阴脾经与足阳明胃经在脾与胃之间相互络属，故脾与胃相表里。

1.脾的主要生理功能

（1）脾主运化：运，即转运输送；化，即消化吸收。脾主运化，是指脾具有把饮食水谷转化为水谷精微，并将这些人体所需的营养物质吸收转输至全身的生理功能，其中包括运化水谷和运化水液两个方面。

运化水谷：水谷泛指各种饮食物。食物的消化虽在胃和小肠中进行，但必须依赖脾的运化功能，才能将水谷化为精微并转输散于肺，再经肺的宣发与肃降，才使得水谷精微输布全身。而水谷精微是人自出生之后维持生命活动所需要的营养物质的主要来源，也是生成气血的主要物质基础，所以说脾为后天之本，气血生化之源。因此，脾运化水谷的功能正常，化生精、气、血、津液才能有足够的养料，才能使全身组织得到充分的营养而发挥正常的生理功能。若脾运化水谷的功能减退，称为脾失健运，则食物的消化吸收功能失常，而出现食少、腹胀、便溏、倦怠、消瘦等症。

运化水液：是指脾对水液的吸收、转输和布散作用，是人体水液代谢的一个重要环节，又称为运化水湿。我们所饮入之水，人体是不能直接利用的，需要经过脾的吸收，转化成为水精以布散全身才能发挥滋养濡润的作用；同时脾又把各组织器官利用后的多余水液，及时的转输于肺与肾，通过肺的宣发和肾的气化作用，化为汗与尿排出体外。脾居中焦，为水液升降输布的枢纽。一旦脾运化水液功能失常，则可导致水液在体内停滞，而产生湿、痰、饮等病理产物，甚至导致水肿。所以《黄帝内经》说："诸湿肿满，皆属于脾。"

（2）脾气主升：是指脾气的运动特点，以上升为主，具体表现为升清和升举内脏两个方面。

主升清：清，指水谷精微等营养物质。脾主升清，是指脾气上升，将水谷精微上输于心、肺、头目，通过心肺的作用化生气血，以营养濡润全身。若脾气虚不能升清，则可出现神疲乏力、头晕目眩、腹胀、便溏、泄泻等症。脾主升清与胃主降浊是相对而言的，中医学说常以脾升胃降来概括整个消化系统的生理功能，两者相互为用，相反相成，共同完成饮食水谷的消化、吸收和输布。若脾不升清，胃不降浊，则可出现上不得水谷精微之滋养、中有浊气停滞、下有精微下注之证，正如《黄帝内经》所说的"清气在下，则生飧泄，

浊气在上，则生膜胀"，就是对脾胃升降反作之病理状态的
描述。

升举内脏：是指脾气上升能起到维持内脏位置的相对稳
定，防止其下垂的作用。脾气上升而胃气下降，升降协调平
衡，是维持脏器位置恒定不移的重要保证。若脾气虚弱，无
力上举，反而下陷，则可导致某些内脏下垂，如胃下垂、肾
下垂、子宫下垂、脱肛等，称之为脾气下陷证或中气下陷
证，临床治疗常采用健脾升阳举陷的方法。

（3）脾主统血：统，即统摄、控制。脾主统血，是指脾
具有统摄、控制血液在脉中正常运行，以防止血液逸出脉外
的生理功能。其统血的功能是通过气摄血来实现的。若脾气
虚弱，摄血无权，则可致血逸脉外的各种出血病证，如便
血、尿血、崩漏、皮下出血等，临床上称为脾不统血证。

2.脾的系统连属

（1）脾在志为思：是指脾的生理功能与情志的"思"有
关。思，即思虑，思考是人体精神、意识、思维活动的一种
状态。正常限度内的思考，对于机体并无不良影响。若思虑
过度，所思不遂，则会影响气的升降出入，导致气机郁结，
出现不思饮食、脘腹胀闷、眩晕健忘等症。

（2）脾在体合肌肉，主四肢：脾胃为气血生化之源，人
体的肌肉、四肢都需要脾所运化的水谷精微来营养滋润，才

能使肌肉丰满健壮、四肢轻劲有力。所以人体肌肉、四肢的健壮与否与脾胃的运化功能密切相关。若脾主运化的功能失常，四肢肌肉失其滋养，则必致肌肉消瘦、四肢倦怠无力，甚至痿废不用。故临床上以健脾胃、益气血作为治疗痿证的基本原则，《黄帝内经》中治痿独取阳明。这里的"阳明"，虽主要指阳明胃经而言，然脾与胃，实为一体也。

（3）脾在窍为口，其华在唇：脾开窍于口，是指人的食欲、口味与脾主运化的功能有密切关系。若脾气健旺，清气得升，浊气得降，则食欲、口味正常；若脾失健运，湿浊内生，则见食欲不振、口味异常，如口淡乏味、口腻、口甜等。故《黄帝内经》说："脾气通于口，脾和则口能知五谷矣。"

脾之华在唇：是指口唇的色泽，可以反映脾气功能的盛衰及全身气血的状况。若脾气健运，气血充足，营养良好，则口唇红润有光泽；若脾失健运，气血衰少，营养不良，则口唇淡白不泽。

（4）脾在液为涎：涎，属于口津，为唾液中较为清稀的部分，由脾气化生并转输布散。涎具有润泽口腔、保护口腔黏膜的作用，在进食时分泌较多，有助于食物的咀嚼、吞咽和消化。在正常情况下，脾气充足，涎液化生正常，上行于口，但不溢出口外。若脾胃不和，或脾虚不能摄津，则导致涎液分泌剧增，而见口涎自出等现象；若脾气生化不足，津液不充，则见涎液减少、口干舌燥等症。

肝 位于膈下，腹腔的右下方，右胁之内。肝为魂之处，血之藏，筋之宗，五行属木，主动，主升。

肝为刚脏，体阴用阳，有"将军之官"之称。肝的主要生理功能是主疏泄，主藏血。肝在志为怒，在体合筋，其华在爪，开窍于目，在液为泪。胆附于肝，足厥阴肝经与足少阳胆经在肝与胆之间相互络属，故肝与胆相表里。

1.肝的主要生理功能

（1）肝主疏泄：疏，就是疏通；泄，就是发泄、升发。肝主疏泄，是指肝具有疏通、畅达全身气机，使气通而不滞、散而不郁的生理功能。该功能主要表现在以下几个方面。

调畅气机：所谓气机，就是气的升降出入运动。肝的疏泄功能犹如体内的"鼓风机"，有促使全身气机调达、气血和调、经络通利的作用。一旦该"鼓风机"的功能失调，中医称作"肝失疏泄"，可表现为肝的疏泄不及和疏泄太过。前者可见闷闷不乐，悲忧欲哭，胸胁、两乳或少腹等部位胀痛不适等肝气郁结之病证；后者可见头目胀痛、面红目赤、急

中医说

肝的疏泄有助于脾胃运化及胆汁的分泌排泄，能促进脾胃对食物的消化、吸收和转输。妇女的排卵和月经来潮、男子的排精，均与肝的疏泄功能有着密切的关系。

躁易怒等症，或血随气逆而出现吐血、咯血甚则猝然昏厥等症。此外，肝的疏泄作用也是推动血液和津液运行的一个重要因素。若肝的疏泄不及，气机郁结，则血运不畅，血液瘀积，可出现肿瘤、包块，女子可出现子宫肌瘤、经迟、痛经、经闭等症；若肝的疏泄太过，可见女子月经过多、崩漏等症。

调畅情志：情志分属五脏，由心所主，但也与肝的疏泄功能密切相关。这是因为，正常的情志活动主要依赖于气血的正常运行。若肝气调达舒畅，气血调和，则心情舒畅；若肝的疏泄功能减退，则肝气郁结，心情抑郁寡欢，稍受刺激，即抑郁难解，沉闷欲哭；若肝的疏泄功能太过，阳气升腾而上，肝气上逆，则心情易于急躁，稍有刺激，即亢奋、激动、易怒。故中医有"怒则气上"和"怒伤肝"之说。

（2）肝主藏血：是指肝具有贮藏血液、调节血量及防止出血的功能。肝的藏血功能，主要体现在肝内必须贮存一定的血量，以制约肝的阳气升腾，勿使过亢，以维护肝的疏泄功能，使之冲和调达；其次，肝的藏血功能，还包含着调节人体各部分血量的分配，特别是对外周血量的调节起着重要作用。所谓外周血量，是指运行于除内脏以外的躯干、四肢等部位的血量。在正常情况下，人体各部分的血量是相对恒定的。但是随着机体活动量的增减、情绪的变化，以及外界气候的变化，供应人体各部分的血量也随之变化。比如当你剧烈活动或情绪激动时，肝脏就把所贮存的血液向机体外周输布，以供机体需要；当人体在安静休息及情绪稳定时，机体外周的血液需求量相对减少，此时部分血液便藏之于肝。正如唐代医家王冰所说："肝藏血，心行之，人动则血运于诸经，人静则血归于肝脏。"由此可见，我们人体各部分的生理功能，都与肝有着密切的关系。如果肝的藏血功能失常，肝血不足，目失濡养，则两目干涩昏花，或为夜盲；若血不养筋，则筋脉拘急，肢体麻木，屈伸不利。此外，肝的藏血，还有防止出血的重要作用。若肝不藏血，肝阳升腾，则血不得凝而出血；肝火亢盛，灼伤脉络，迫血妄行，也可见多种出血的病证。

肝的两大生理功能主疏泄与主藏血之间有着密切的关系。肝为藏血之脏，血为阴，故肝体为阴；肝主疏泄，其气主升主动，其作用属阳，故肝用为阳。因此，清代医家叶天士有"肝体阴而用阳"之说。肝的疏泄和藏血是相辅相成的、相互为用的，藏血是疏泄的物质基础，疏泄是藏血的功能表现，两者的关系体现为气与血的协调。

此外，中医还有"肝藏魂"之说。魂乃神之变，是神所派生的。魂和神一样，都是以血为物质基础的。心由于主血，故藏神；肝藏血，故藏魂。所以《黄帝内经》说："肝藏血，血舍魂。"若肝血不足，心血亏损，则魂不守舍，可见惊骇多梦、卧寐不安、梦游、梦呓（说梦话）、出现幻觉等症。

2.肝的系统连属

（1）肝在志为怒：是指肝的生理功能与情志的"怒"有关。这主要是因肝有调畅情志的功能。因为"肝为刚脏"，为将军之官，容易出现情绪激动、亢奋易怒的情志表现。

（2）肝在体合筋，其华在爪：筋，就是筋膜，包括肌腱和韧带，附着于骨而聚于关节，有连接和约束骨节肌肉、主司关节运动、保护内脏的作用。在五脏中，肝与筋的关系最为密切，主要是指全身筋膜有赖于肝血的滋养。若肝血亏虚，筋膜失养则出现筋力不健、动作迟缓或手足震颤、肢体麻木、屈伸不利等症。

肝之华在爪：爪，即爪甲，包括指甲和趾甲，是筋的延续部分。若肝血充盛，则爪甲坚韧、红润光泽；若肝血不足，则爪甲软薄、色泽枯槁，甚则变形、脆裂。故《黄帝内经》说："肝之合筋也，其荣爪也。"

（3）肝在窍为目：目，又称"精明"，为视觉器官，具有视物功能。由于肝的经脉上联于目系，目的视力，有赖于肝气的疏泄和肝血的濡养，故《黄帝内经》说："肝主目……在窍为目。"若肝血不足，则两目干涩、视物不清、甚或夜盲；若肝经风热，则目赤痒痛；若肝火上炎，则目赤肿痛；若肝阳上亢，则头晕目眩；若肝风内动，则两目斜视。

（4）肝在液为泪：泪，由肝精、肝血所化，肝开窍于目，泪从目出，故泪为肝之液。眼泪有濡养、滋润和保护眼睛的功能。若肝血不足时，泪液分泌减少，可见两目干涩；风火赤眼、肝经湿热时，可见目眵（俗称眼屎）增多、迎风流泪。

肾　位于腰部，脊柱两旁，左右各一，肾为封藏之本、精之处、先天之本、五脏阴阳之本，五行属水。

肾的主要生理功能是藏精，主水，主纳气。肾在志为恐，在体合骨生髓，其华在发，开窍于耳及二阴，在液为唾。足少阴肾经与足太阳膀胱经在肾与膀胱之间相互络属，故肾与膀胱相表里。

1.肾的主要生理功能

（1）肾藏精，主生长、发育与生殖：藏精，就是说，肾对于精气具有闭藏的作用，为精气在体内能充分发挥其生理效应，创造良好的条件，不使精气无故流失而影响机体的生长、发育和生殖能力。故《黄帝内经》说："肾者主蛰，封藏之本，精之处也。"

精气是构成人体的基本物质，也是人体生长发育及各种功能活动的物质基础。肾所藏的精气包括"先天之精"和"后天之精"。"先天之精"是禀受于父母的生殖之精，它与生俱来，是构成胚胎发育的原始物质，所以称"肾为先天之本"。"后天之精"是指出生以后，来源于摄入的饮食物，通过脾胃运化功能而生成的水谷之精气，以及脏腑生理活动中化生的精气通过代谢后的剩余部分，藏之于肾，故《黄帝内经》说："肾者主水，受五脏六腑之精而藏之。"

"先天之精"与"后天之精"的来源虽然有异，但均同归于肾，二者是相互依存，相互为用的。"先天之精"有赖于"后天之精"的不断培育和充养，才能充分发挥其生理效应；"后天之精"的化生，又依赖于"先天之精"的活力资助。二者相辅相成，在肾中密切结合而组成肾中精气。

肾中精气的主要生理效应是促进机体的生长、发育及生殖能力。同时，肾中精气的盛衰也与机体的生、长、壮、老、已的过程密切相关。人在出生以后，由于"先天之精"不断得到"后天之精"的培育，肾中之精气亦逐渐有所充盛，出现了幼年时期的齿更发长等生理现象，随着肾中精气的不断充盛，发展到一定阶段，产生了一种能促进性腺发育的物质，称作"天癸"，于是男子就产生了精子，女子就按期排卵，具备了生殖能力，人也进入了青春期。随着年岁的增长，肾中精气由充盛而逐渐趋向衰退，天癸的生成亦随之减少，甚至逐渐耗竭，性腺亦逐渐衰退，生殖能力亦随之下降，人也就从中年步入老年。伴随这一过程的是人的容颜也逐渐衰老，出现了牙齿松动脱落、骨质疏松易折、头发稀疏脱落等现象，这也可作为观察肾中精气盛衰的标志。

肾精及肾气的这一生理效应可以用肾阴和肾阳来进行概

括。肾阴称为元阴、真阴，主全身之阴，对机体各脏腑组织器官起着滋润、濡养作用；肾阳称为元阳、真阳，主一身之阳，对机体各脏腑组织器官起着推动、温煦作用。因此，肾阴肾阳又称为"五脏阴阳之本"，维护着机体各脏腑阴阳的平衡。一方面，肾阴肾阳相互制约、相互依存，共同维护着全身阴阳的协调平衡；而肾阴肾阳发生偏盛偏衰，会导致全身阴阳失调而引起病证。若肾阳虚衰，推动、温煦的功能减退，则脏腑功能减弱，新陈代谢减缓，产热不足，精神不振，而发为虚寒性病证，临床可见面色苍白、畏寒肢凉、小便清长、精神萎靡、反应迟钝、脉沉细无力等症，以及水肿、阳痿、不孕等表现；若肾阴不足，滋润、濡养的功能减退，则脏腑功能出现虚假性亢奋，新陈代谢相对加快，产热相对增多，精神虚性躁动，而发为虚热性病证，临床可见五心烦热、头晕耳鸣、潮热盗汗、口干咽燥、腰膝酸软、舌干红少苔、脉细数等症，以及经少、遗精、早泄等表现。另一方面，肾阴肾阳与他脏的阴阳之间也存在着相互资助和相互为用的动态关系，且在病理变化中它们又相互影响。也就是说，肾阴肾阳的失衡，可导致他脏的阴阳失调；而他脏的阴虚或阳虚，日久也会导致肾阴肾阳的虚衰。故明代医家张景岳说："五脏之伤，穷必及肾。"临床称之为"久病及肾"。

（2）肾主水：是指肾具有主持和调节人体水液代谢的生理功能，又称为肾的气化作用。

在正常生理情况下，水液的代谢，是通过胃的摄入、脾的运化和转输、肺的宣发和肃降、肾的蒸腾和气化（所谓"肾的蒸腾"，犹如肾是一蒸锅，锅中之水即肾阴，锅下之火即肾阳，肾阳之火发动，肾阴之水得以气化，即为蒸腾），以三焦为通道，输送到全身；经过代谢后的津液则化为汗液、尿液和气体排出体外。肾中精气的蒸腾气化，实际上是主宰着机体的整个水液代谢，特别是尿液的生成和排泄，更是与肾的气化作用直接相关。

虽然水液的生成、输布和排泄是在多个脏腑的共同参与下完成的，但水液代谢的每一环节都需要在肾的气化作用下进行，即肾的气化作用贯穿于水液代谢的始终。所以《黄帝内经》说："肾者水脏，主津液。"在病理情况下，若肾中精气虚衰，气化功能失常，则可出现尿少、尿闭、水肿，或见小便清长、尿多、尿频等症。

（3）肾主纳气：纳，就是固摄、受纳的意思。肾主纳气，是指肾有摄纳肺所吸入的清气，防止呼吸表浅的作用，以此保证体内外气体的正常交换。人体的呼吸功能，虽为肺所主，但必须依赖于肾的纳气作用。中医认为，肺为气之主，肾为气之根，肺主出气，肾主纳气。肾的纳气功能，实际上就是肾的闭藏作用在呼吸运动中的具体体现。《难经》说："呼出心与肺，吸入肾与肝。"实际上就是说肺的呼吸要保持一定的深度，就有赖于肾的纳气作用。因此，肾的纳气功能正常，则呼吸均匀和调；若肾的纳气功能减退，摄纳无权，呼吸就表浅，可出现动辄气喘、呼多吸少等病理现象，临床上称为"肾不纳气"。

2.肾的系统连属

（1）肾在志为恐：恐，是人们对事物惧怕的一种精神状态。恐与惊相似，但惊为不自知，事出突然而受惊慌乱；恐为自知，俗称胆怯。惊和恐，皆属于不良刺激，与肾的关系密切。《黄帝内经》说："恐则气下，惊则气乱。"恐则气下，是指人在恐惧状态中，上焦的气机闭塞不畅，气迫于下焦，则下焦胀满，甚至遗尿，俗话称"吓得尿裤子"。惊则气乱，是指机体的正常生理活动，遇到突发性的扰乱，出现心神不定、手足无措的现象。

（2）肾在体合骨、生髓，其华在发：肾主骨、生髓，是指肾精具有促进骨骼生长发育和滋生骨髓、脑髓和脊髓的作用。由于肾藏精、精生髓，髓居于骨腔之中而称骨髓，以滋养骨骼，故肾具有主骨生髓之功。若肾精充盈，骨髓生化有源，则骨骼得到髓的充养而坚固有力；若肾精不足，骨髓生化无源，不能营养骨骼，则会出现小儿囟门迟闭、骨软无力，老年人骨脆弱、易折断等症。

髓，分骨髓、脊髓和脑髓，皆由肾精所化生。脊髓上通于脑而聚集，髓聚而成脑，故《黄帝内经》称："脑为髓之海。"若肾精充足，髓海得养，脑的发育就健全，则精神充沛，思维敏捷，耳聪目明；若肾精不足，髓海空虚，脑失所养，则可见神疲倦怠、反应迟钝、耳鸣目眩等症。由于肾的生理作用广泛，能藏精主骨生髓，且与人的智慧和机敏有关，故《黄帝内经》谓："肾者，作强之官，伎巧出焉。""作强"，就是能承受负荷的能力；"伎巧"，即精巧灵敏之意。

齿为骨之余，牙齿本来就属于骨的一部分，齿与骨同出一源，皆由肾中精气所充养。若肾精充沛，则牙齿坚固而不易脱落；若肾精不足，则牙齿易于松动，甚至脱落，小儿则牙齿生长迟缓。所以，牙齿的状况是判断肾中精气盛衰的重要指标。

肾之华在发，发的生长赖血以养，故中医说"发为血之余"。但发的生机根源在于肾，肾藏精，精化血，血养发。发为肾之外候，所以发的生长与脱落、润泽与枯槁常能反映肾精的盛衰，也是判断肾中精气盛衰的重要指标之一。

（3）肾在窍为耳和二阴：肾开窍于耳，是指耳的听觉依赖于肾中精气的充养。若肾精充盛，髓海得养，则听觉灵敏；老年人肾中精气虚衰，则多数会出现听力减退。故《黄帝内经》指出："肾气通于耳，肾和则耳能闻五音矣。"

肾开窍于二阴，二阴指前阴和后阴。前阴包括尿道口和外生殖器，有排尿和生殖功能；后阴是指肛门，有排泄粪便功能。肾司二阴，是指肾与尿液的生成和排泄、粪便的排泄、生殖功能关系密切。尿液的贮藏和排泄虽由膀胱所司，粪便的排泄虽属大肠传化糟粕的功能，但此二者最终都必须依赖肾的气化作用，依赖于肾气的推动和固摄作用才能发挥其正常功能。否则，即可出现遗尿、尿频、尿失禁、尿少、尿闭等小便异常的病证，或便秘、久泻、五更泄、大便失禁等大便异常的病证，以及生殖功能异常的病变表现。

（4）肾在液为唾：唾，为唾液中较稠厚的部分，为肾精所化，有润泽口腔、滋润食物及营养肾精的功能。中医认为，唾为肾之液，唾源于肾精，若咽而不吐，则能回滋肾精；若多唾或久唾，则会耗伤肾精。因此，古代养生家主张"漱醴泉"以养肾精。所谓"漱醴泉"就是吞咽津液，又叫咽唾，其方法是以舌抵撩唇口牙齿，待津液满口，然后徐徐咽下，有补肾填精之效。

二、六腑：受盛和传化水谷糟粕

六腑是胆、胃、小肠、大肠、膀胱、三焦的总称。六腑的共同生理功能是受盛和传化水谷糟粕，具有通降下行的特性，故《黄帝内经》说："六腑者，传化物而不藏，故实而不能满也。所以然者，水谷入口，则胃实而肠虚。食下，则肠实而胃虚。"说明每一腑都必须适时排空其内容物，才能保持六腑通畅，维持功能协调，故中医认为"六腑以通为用，以降为顺"。

胆

胆与肝相连，附于肝之短叶间，肝与胆又有经脉相互络属，而互为表里。

胆为六腑之一，又为奇恒之腑，贮存和排泄胆汁。胆汁来源于肝，由肝之精气所化生，味苦，呈黄绿色，储存于胆，在饮食物的消化过程中经肝气的疏泄作用向小肠排泄，以促进饮食水谷的消化和吸收。胆汁为精纯、清净的精微物质，中医称为"精汁"，故《黄帝内经》称："胆者，中精之府。"

胆汁的排泄有赖于肝主疏泄功能的控制和调节。若肝胆功能失常，胆汁的排泄不利，则影响脾胃功能，而出现胸胁胀满疼痛、食欲不振、厌食油腻、腹胀、便溏等症；若胆汁上逆，则可见口苦、呕吐黄绿苦水等症；若湿热蕴结肝胆，以致胆汁外逸于肌肤，则出现目黄、身黄、小便黄等症。

胆还有主决断之能。所谓"胆主决断"，是指胆具有判断事物、做出决定的作用。故《黄帝内经》说："胆者，中正之官，决断出焉。"处事不偏不倚、刚正果决而为"中正"，故能直而不疑地做出"决断"。肝胆相为表里，两者功能相互协调，谋虑出于肝，决断出于胆。一般胆气豪壮者，剧烈的精神刺激对其造成的影响较小，且恢复也较快；若胆气虚怯者，常易胆怯怕事，或虽善谋而不能决断，易恐易惊，失眠多梦等。

胃 位于腹腔上部，上接食道，下通小肠。胃与脾有经脉相互络属，互为表里。

胃的上口为贲门，下口为幽门。胃又称胃脘，分上、中、下三部。胃的上部称上脘，包括贲门；胃的中部称中脘，即胃体部分；胃的下部称下脘，包括幽门。胃的主要生理功能是主受纳、腐熟水谷，主通降，以降为和。受纳，是接受和容纳之意。腐熟，是指饮食物经胃的初步消化，变成食糜的过程。由于饮食入口之后，需暂存胃中进行初步消化，故胃有"太仓"和"水谷之海"之称。且机体的生理活动和气血津液的化生，都有赖于饮食物中的营养物质，故又称胃为"水谷气血之海"。若胃的受纳和腐熟水谷的功能失常，则可出现胃脘胀痛、纳呆厌食、嗳腐吞酸、多食善饥等症。

胃主受纳和腐熟水谷的功能，必须和脾的运化功能相配合，才能使水谷化为精微，以化生气血津液，供养全身，故脾胃共为后天之本，气血生化之源。中医常把脾胃的综合功能称为"胃气"。在临床上常将胃气的盛衰有无作为判断疾病预后的重要依据，如《黄帝内经》说："人以水谷为本，故人绝水谷则死，脉无胃气亦死。"在治疗上则把"保胃气"作为重要的治疗方法，处方用药应时刻注意顾护胃气。

胃主通降，以降为和。饮食物入胃，经胃的腐熟后，下行入小肠进一步被消化吸收，再将食物残渣下输于大肠，大肠传化糟粕。在这个过程中，都必须依赖于胃气通畅下行的作用，才能保证胃肠虚实更替，促进饮食物的消化及糟粕的排泄。所以说，胃主通降，以降为和。若胃失和降，则会影响六腑的通降。中医则以脾胃升降来概括整个消化系统的生理功能，脾为升清，胃为降浊，脾宜升则健，胃宜降则和，脾升胃降，彼此协调，共同完成饮食物的消化吸收。

小肠

上端与胃相通，下端与大肠相连。小肠与心有经脉相互络属，互为表里。

小肠的主要生理功能是主受盛和化物，主泌别清浊。受盛，即接受，以器盛物的意思；化物，即彻底消化、化生精微之意。小肠的受盛、化物功能，是指小肠接受经胃初步消化的食糜，即受盛作用；并在小肠内对食糜进一步消化，化为精微和糟粕两部分，即化物作用。若小肠的受盛、化物功能失调，即可出现腹胀、腹痛、便溏等症。

小肠的另一功能为泌别清浊。泌，即分泌；别，即分别。清，指水谷精微和津液；浊，指食物残渣和部分水液。小肠主泌别清浊，是指小肠将经过胃初步消化后的食糜，分为清浊两部分。清者由小肠吸收，小肠在吸收水谷精微的同时，也吸收大量的水液，再经脾的运化升清作用，上输心肺，输布全身。浊者即食物残渣和部分水液，一方面经胃和小肠的作用通过阑门下送大肠，形成粪便排出体外；另一方面将脏腑代谢后产生的浊液，经肾的气化作用下输于膀胱，形成尿液排出体外。由于小肠参与了水液代谢，故有"小肠主液"之说。若小肠泌别清浊的功能异常，则水走大肠，可见小便短少、便溏、泄泻等症。故临床上利用这一理论，采取"利小便以实大便"的方法治疗泄泻，多有较好的效果。

大肠
上口于阑门处接小肠，其下端连肛门。大肠与肺有经脉相互络属，互为表里。

大肠的主要生理功能是传化糟粕。该功能是指大肠接受小肠泌别清浊后下移的食物残渣，吸收其中多余的水液，形成粪便，经肛门排出体外。由于大肠吸收水液，参与了水液代谢，因此有"大肠主津"之说。若大肠湿热，气机阻滞，则可见腹痛、下痢脓血、里急后重等症。所谓"里急后重"，是指病人腹内急痛，欲解大便，但便下不爽，解后仍觉肛门坠胀不适。若大肠实热，肠液干枯，则可见便结、发热、腹满硬痛等症；若大肠虚寒，不能吸收水液，则可见腹痛、肠鸣、腹泻等症。

膀胱
上有输尿管与肾相接，其下连尿道。膀胱与肾有经脉相互络属，二者互为表里。

膀胱的主要生理功能是贮存和排泄尿液。人体的津液经过机体代谢后，其浊液下输于肾，经肾的气化作用化为尿液，

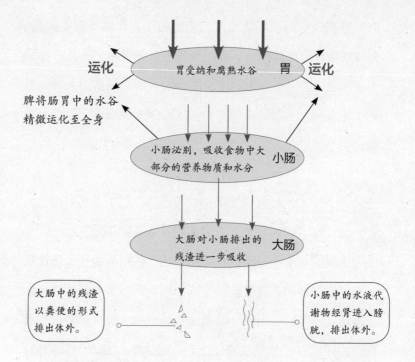

运化　　胃受纳和腐熟水谷　胃　运化

脾将肠胃中的水谷
精微运化至全身

小肠泌别，吸收食物中大
部分的营养物质和水分　小肠

大肠对小肠排出的
残渣进一步吸收　大肠

大肠中的残渣
以粪便的形式
排出体外。

小肠中的水液代
谢物经肾进入膀
胱，排出体外。

由膀胱贮存，通过肾的气化作用使膀胱开合有度，则尿液可及时自主地排出体外。若膀胱贮尿和排尿功能失常，则可见尿频、尿急、遗尿、小便失禁等，或见小便不利、癃闭等症。

三焦

一是指六腑之一；二是指人体上、中、下部位的划分，是对上焦、中焦、下焦的合称。

（1）六腑之三焦。三焦，作为六腑之一，与手厥阴心包经相互络属，互为表里。

六腑之三焦的主要生理功能是通行元气、运行水液。三焦是元气运行的通路。元气是人体最根本的气，是生命活动的原动力，发源于肾，但必须以三焦为通道才能运行全身而发挥作用。此外，三焦也是水液运行的通道。全身水液的输布与排泄，是由肺、脾、肾等多个脏器的协同作用共同完成的，但必须以三焦为通道，水液的升降出入运行才能正常。故《黄帝内经》说："三焦者，决渎之官，水道出焉。"

（2）部位之三焦。三焦作为部位划分，分为上焦、中焦、下焦三个部位。部位之三焦，包括上至头、下至足的整个人体，所以有"一腔之大腑"之称。因其大而五脏六腑之中无一与之匹配，故又有"孤腑"之称。

所谓"上焦"，一般将膈以上的胸部，包括心肺两脏和头面部，称上焦，有人将上肢也归属于上焦。上焦主宣发卫气，布散水谷精微和津液。其功能特点是"若雾露之溉"。"中焦"是指膈以下至脐的上腹部，包括脾与胃。中焦具有消化吸收并输布水谷精微、化生气血的作用。中焦的生理特点被中医形容为"如沤"。沤是指物体被水浸泡的一种状态，实际上是对脾胃腐熟水谷、消化饮食过程的一种描述。"下焦"是指脐以下的部位，包括小肠、大肠、肝、肾、膀胱、女子胞等脏腑以及下肢。下焦主要有排泄糟粕和尿液的作用。其功能特点被概括为"如渎"。渎就是小水沟、水渠，比喻下焦所具有的排泄二便的功能，犹如沟渠向下疏通、向外排泄之势。

精气血津液

——脏腑生理活动的产物

精、气、血、津液是构成人体和维持人体生命活动的物质基础，是脏腑经络、形体官窍进行生理活动的物质基础和能量的来源，同时，它们又是脏腑生理活动的产物。精、气、血、津液，此四者之间虽然可以相互滋生和相互转化，但是从它们各自的生成和功能特点方面来看又有所区别。

一、精：生命活动的本元

精，是禀受于父母的生命物质与后天水谷精微相融合而形成的一种精华物质，是生命活动的本原，是构成人体和维持人体生命活动的最基本物质。

中医学的精有多种含义。从总体来说，精可以分为狭义之精和广义之精两类。狭义之精是指具有繁衍后代作用的生殖之精，即现代医学所说的"精子"。广义之精，从液态精华物质的角度看，是指人体内一切有形的精微物质，包括血、津液、生殖之精以及水谷精微等。但从具体物质的生成与功能而言，精与血、精与津液是有区别的。一般说来，精的概念范畴，仅限于先天之精、水谷之精、生殖之精及脏腑之精，并不包含血、津液。

从精的生成来源而言，精有先天之精和后天之精之分。

先天之精禀受于父母，是构成胚胎的原始物质，与生俱来。男女生殖之精相结合能产生一个新的生命个体。所以，将父母遗传的生命物质，谓之先天之精。

后天之精来源于水谷，又称"水谷之精"，即饮食物中的营养物质，是人出生后赖以维持生命的精微物质，故称后天之精。

人体先天之精与后天之精虽然来源有异，但两者是相互依存、相互为用的。

关于精的功能，在前面"肾藏精"的生理功能中已做过部分介绍。此处需要补充的是，精尚有化血化气的功能。精可以转化为血，是血液生成的来源之一；精也可化气，精是气的化生本原。先天之精和后天之精分藏于脏腑之中，而为脏腑之精。脏腑之精充盈，则化气充足，生命活动旺盛；若脏腑之精亏虚，则化气不足，机体正气虚衰，影响人体的生命活动。

二、气：脏腑功能的总称

气，作为一个医学概念，是指人体内的一种活力很强、运行不息的极精微物质，是构成人体和维持人体生命活动的基本物质之一。

中医学关于气的概念，既有物质属性，又有功能属性。气，既是人体赖以生存的具体物质，如水谷之气、呼吸之气等，又是人体脏腑组织功能活动的总称，如元气、心气、脏腑之气等。

人体之气来源于何处？大致可归纳为三个方面。一是来源于父母先天之精气；二是来源于饮食物中的水谷之精气；三是吸纳于自然界的清气。此三者通过肺、脾、胃和肾等脏腑功能的综合作用而生成。

气的生理功能可归纳为五个方面，即气有推动作用、温煦作用、防御作用、固摄作用和气化作用。

气在人体内的运动，中医称之为"气机"。其运动的形式可概括为"升、降、出、入"四种基本形式。关于气的生理功能和运动形式，已在另篇"百病皆生于气"中做了较为详尽的阐述，故此处仅提及梗概，请与该篇互参。

人体之气循行于全身，无处不到。由于其生成来源、分布部位和功能特点的不同，又有各种不同的名称。气的分类主要有以下四种。

1.元气

元气又名"原气""真气",是人体最根本、最重要的气,是人体生命活动的原动力。元气主要由肾中所藏的先天之精化生,并得到后天水谷精气的滋养补充,通过三焦而循行全身,内至脏腑,外达肌肤,无处不在。元气的主要生理功能有两个方面。一方面,元气可推动和调节人体的生长发育和生殖功能;另一方面元气能激发全身脏腑经络、形体官窍的生理活动。

2.宗气

宗气是积于胸中之气,属后天之气的范畴。宗气在胸中积聚之处,称为"气海",又名为"膻中"。宗气是由肺从自然界吸入的清气和脾胃从饮食中所化生的水谷之精气相互结合而成。宗气聚集于胸中,上出于喉咙,以贯心脉,而行呼吸,下蓄于丹田,注入于足阳明经的气街穴(相当于腹股沟动脉搏动处)而下行至足。

宗气的主要生理功能有两个方面。一方面,宗气走息道以司呼吸。凡呼吸、语言、声音都与宗气的盛衰有关。另一方面,宗气贯心脉以行气血。宗气贯注于心脉之中,促进心脏推动血液运行,凡血液的运行、心脏搏动的强弱及节律等,都与宗气的盛衰有关。

3.营气

营气是循行于血管中而具有营养作用的气。因其富有营养，于脉中营运不休，故称为营气。营气是血液的重要组成部分，营与血可分而不可离，故常以"营血"并称。营气与卫气相对而言，属于阴，故又将营气称为"营阴"。

营气的主要生理功能有两个方面。一是化生血液。营气注入脉中，化为血液，成为血液的组成成分之一；二是营养全身。营气循脉流注全身，为脏腑经络、形体官窍的生理活动提供营养物质。

4.卫气

卫气是行于脉外而具有防御作用的气。因其有护卫人体、避免外邪入侵的作用，故称之为卫气。卫气与营气相对而言，属于阳，故又将卫气称为"卫阳"。

卫气主要由脾胃运化的水谷精微中的剽悍滑利部分所化生，故卫气具有活动力强劲、流动迅速的特点。卫气与营气相偕而行，卫气经肺的宣发，行于脉外、皮肤、肌腠之间，布散全身。

卫气的主要生理功能有三个方面。一是防御外邪。卫气布达于肌表，可以护卫肌表，抵御外来邪气，主要是外感六淫，使之不能入侵人体。二是温养全身。三是调控腠理。所谓腠理，指皮肤的纹理、皮下与肌肉之间的空隙。卫气能够调节、控制肌腠的开阖，使汗液有节制的排泄，以维持人体体温的恒定和机体内外环境之间的协调平衡。当卫气虚弱时，则可出现无汗、多汗和自汗等症。

三、血：循行于脉中的血液

血液，对于我们来说，并不陌生，它是循行于脉中的富有营养的红色液态物质，是构成人体和维持人体生命活动的基本物质之一。血液主要由营气和津液所组成。营气和津液都来源于脾胃化生的水谷精微，所以说脾胃是气血生化之源。血液的生成过程：中焦脾胃受纳运化饮食水谷，吸取水谷精微，其中包含化为营气的精专物质和有用的津液，再经脾气的升清上输于心肺，与肺吸入的清气相结合，贯注于脉，在心气的作用下变成红色的血液。此外，肾精也是化生血液的基本物质，精和血之间存在着相互滋生和相互转化的关系。

血的生理功能主要有两个方面。一方面，血液具有营养滋润作用。血液在脉管中循行于全身，为全身各脏腑组织器官的功能活动提供营养，以维持人体正常的生理活动，如鼻能嗅、目能视、耳能听、足能步、手能摄物等都是在血的作用下完成的。血的营养和滋润作用可在面色、肌肉、皮肤、毛发、感觉和运动等方面较为明显地反映出来。另一方面，血是神志活动的物质基础。血富有营养，能充养脏腑，人的精神、神志、感觉、思维均有赖于血液的充养。

血液的正常运行与五脏的生理功能皆有关系，如心主血、肝藏血、脾统血、肺朝百脉等都直接关系到血液的正常输布与运行。因五脏与血运的关系已在五脏的功能部分做了较为详尽的介绍，故此处从简。

四、津液：人体内一切水液的总称

津液，是机体一切正常水液的总称，包括各脏腑组织器官的内在体液及其正常的分泌物，如胃液、肠液、关节液、涕、泪等。津液是构成人体和维持人体生命活动的基本物质之一。

津液是津和液的合称。津和液虽同属于水液，但两者在形状、分布和功能上有所不同，所以从概念上应加以区别。一般而言，质地较清稀，流动性较大，布散于体表皮肤、肌肉和孔窍，并能渗注于血脉，起滋润作用的称为津；质地较稠厚，流动性较小，贯注于骨节、脏腑、脑、髓等组织，起濡养作用的，称为液。津与液也有阴阳之分，津走腠理而为阳，液注骨而属阴。但津与液本为同类，且两者之间可互补转化，故津和液常同时并称。

津和液的区别，临床上主要应用于对"伤津""脱液"

的病理变化的分析。简单而言，伤津主要是丢失水分，常见于急性吐、泻之后；脱液不但丢失水分，更损失精微物质，常见于热病后期或久病伤阴耗液。伤津未必脱液，脱液必兼伤津；脱液重于伤津，伤津乃脱液之渐，脱液乃伤津之甚。

津液代谢，又称水液代谢，包括津液的生成、输布和排泄，涉及脾、肺、肾、大肠、小肠与膀胱等多个脏腑的一系列生理活动，是一个复杂的生理过程。《黄帝内经》说："饮入于胃，游溢精气，上输于脾，脾气散精，上归于肺，通调水道，下输膀胱，水津四布，五经并行。"这就是对津液的生成、输布与排泄过程的简要概括，至于水液代谢的详细过程已在相关的脏腑功能中做了介绍，故此处从简。

津液的生理功能主要有以下四个方面。

1.滋润濡养

津液是液态物质，又含有营养物质，所以津液既具有滋润作用，又有濡养作用。一般认为，津的质地清稀，其滋润作用明显；液的质地稠厚，其营养作用明显。在体表的津液，能使肌肉丰润，毛发光泽；体内的津液，能滋养脏腑，维持各脏腑的生理功能；注入各孔窍的津液，能使目、鼻、口、耳等九窍濡润；流入关节的津液，能滑利关节；渗入骨、脊和脑的津液，能充养骨髓、脊髓和脑髓。

2.化生血液

津液是化生血液的基本成分之一。渗入血脉的津液，具有充养和滑利血脉的作用，而且也是组成血液的基本物质。

3.调节机体阴阳平衡

在正常情况下，人体根据外在环境的变化，通过津液的自我调节使机体能适应外界的变化。如寒冷时，皮肤汗孔闭合，津液不能借汗液排出体外，而下输膀胱，则小便增多；夏季汗多，则津液减少下行，小便减少；当体内丢失水液后，则需要通过增加饮水补充体内津液。津液通过以上代谢，能有效地调节机体的阴阳平衡，从而维持人体的正常生命活动。

4.排泄代谢产物

津液在其自身的代谢过程中，能把机体的代谢产物通过汗、尿等方式不断地排出体外，以维持机体脏腑组织器官正常的生理功能。若这一作用受到损害，则会使代谢产物潴留于体内，产生痰、饮、水、湿等多种病理产物。

中医诊病

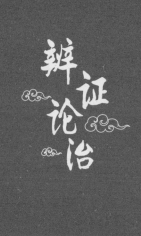

中医看病看什么

在我国，西医作为主流医学已经持续了上百年的历史，人们看病已习惯依靠各种理化检查来确立诊断。近些年来，随着中国传统文化的复兴，以及人们对西医的局限性的逐步了解，中医在治疗疾病及养生防病方面的优势已被越来越多的人所认识，故选择看中医的人越来越多。但他们看病的模式大多还是沿用看西医的那种方式。所以我们在临诊时就经常碰到一些患者，首先就是拿出各种各样的检查报告，并告诉医生：我的病是什么病……我对患者讲，你这是看西医的模式，不是在看中医。因为中医讲究的是辨证施治，你得告诉医生，你怎么不舒服，有哪些症状。因为对中医来说，只有一个病名诊断是远远不够的。同一个病名在不同的病人那里表现各异，有的属寒证，有的也许属于热证；有的属虚，有的则属实。医生只有把方方面面的症状、体征通过望闻问切的方法收集起来，并参考必要的检查结果，然后再归纳整理为某种"证"，这样才能提供一个因人制宜的治疗方案。就诊时，医生精心，患者用心，医患配合，方能提高诊疗水平。

那么，患者要如何"用心"呢？患者要尽可能准确地回答医生的相关咨询。例如，患者反映"怕冷"，医生问："添加衣被是否可缓解？"因为添加衣被可缓解者，称作"畏寒"，属阳虚，属里证；如果添加衣被也不能缓解，照样怕冷，那就叫"恶寒"，属表证。再如，患者诉"胃痛"。医生会问："你疼痛时有没有按压过痛处呀？按压时疼痛是加重，还是减轻呀？"若是加重呢，中医称作"痛处拒按"，减轻则叫"痛处喜按"；拒按，病证属"实"，喜按则属"虚"。阳虚与表证、虚证与实证自然是大相径庭，治疗方法或许也是截然不同的。诸如此类的问诊内容很多，都需要患者予以配合，提供准确的信息，因为这些信息里面就包含了医生用来辨证的素材。当然，问诊只是一个方面，医生会根据"望、闻、问、切"四诊所掌握的信息进行全面、综合地分析和判断。

中医问诊有一个十问歌，即：一问寒热二问汗，三问饮食四问便，五问头身六胸腹，七聋八渴俱当辨，九问旧病十问因，妇女须问经带产。就诊时，医生会根据患者的实际情况有针对性地加以询问，有些方面会一带而过，有些方面则会重点详细询问。例如以便秘为主诉的病证，医生则会重点询问大便的情况。如大便的质地如何？便秘是否伴有腹胀呀？若便秘伴有腹胀一般多属实证；而几天不大便，且腹不胀、粪不硬者，则多属虚证，就不能随便吃清热泻火通便的药。再如小便短黄者，多属体内有热，而小便清长者，多属体质虚寒。再如，口渴与饮水的关系也很重要，有口渴喜饮热水者，有喜饮凉水者，有欲漱口而不下咽者，有饮水后随即又渴者，等等。渴饮的表现不同则预示着不同的病证，这些都是中医辨证的重要依据。

　　前面我提到，就诊时医生精心、病人用心，在患病时患者要用心体验、用心观察自己的生活状况，给医生提供准确的辨证素材，这对提高辨证准确率，进一步提高疗效无疑是有帮助的。

中医是如何做出诊断的

　　有患者朋友说，中医诊病好像靠的是"三个指头，一个枕头"，不像西医靠的是各种检查，各种诊断报告，感觉中医看病神秘而随性。其实这是对中医诊病方式的一种片面认识，或者说是一种误解。因为中医诊病也是有一套独特的诊察方法、规范的诊断程序和相对稳定的诊断标准的。

　　诊病的第一步就是收集与病情相关的资料，中医叫望、闻、问、切四诊。你可别小看"四诊"，其可以让医生从不同角度全面而细致地掌握患者的症状、体征、病史及与病情相关的情况，当然也包括西医的那些理化检查内容。

　　当病情资料收集之后，接下来就是对疾病做出诊断。这里的"诊断"一词，好像是西医的说法，中医把诊断叫作"辨证"或"辨病"。辨证之"辨"，乃分辨、辨别之意，就是把通过四诊所获得的关于患者的信息资料、症状和体征进行辨别、分析，并综合、归纳成为某种"证"。所谓"证"，又叫"证候"，是机体在疾病发展过程中的某一阶段本质的反映，它以一组相关的症状和体征为依据，不同程度地揭示出当前疾病的病位、病性、病机等。例如，临床上常可见到这样一组病情，表现为胁肋灼热胀痛、厌食、腹胀、口苦、尿赤或黄疸、舌红苔黄腻、脉弦数等。根据中医脏腑辨证理论，可将其辨证为肝胆湿热证，其病位在肝胆，病性为湿热，病机是肝胆湿热。这个辨证的过程，也就是中医做出证名诊断的过程。

在长期的临床实践中，历代医家们创造、总结出了许多辨证方法，如八纲辨证、病因辨证、气血津液辨证、脏腑辨证、六经辨证、卫气营血辨证、三焦辨证、经络辨证等，这些辨证方法从不同的角度总结了各类疾病的证候演变规律。

例如八纲辨证，就是运用表、里、寒、热、虚、实、阴、阳八个辨证的纲领对四诊所收集的临床资料进行综合分析，来辨别病位的浅深（表证和里证）、病性的寒热（寒证和热证）、邪正斗争的盛衰（虚证和实证）和病证的属性（阴证和阳证）。由于八纲辨证是分析疾病共性的辨证方法，在临床诊断中具有执简驭繁、提纲挈领的作用，故被视为最基本的辨证方法。

再如病因辨证，就是根据各种病因致病特点，结合患者的临床表现，以推求病证的病因属性的辨证方法，也相当于西医的病因诊断。

　　还有一些辨证方法是针对某类病证而设立的。如医圣张仲景在《伤寒论》中创立的"六经辨证"就是针对外感病而设立的辨证方法。六经，即太阳、阳明、少阳、太阴、少阴、厥阴，它是外感病发展过程中所出现的不同阶段和证候类型，是疾病部位、性质、人体抵抗能力等多种概念的高度综合，故也可称之为"六经病证"。如《伤寒论》中说："太阳之为病，脉浮，头项强痛而恶寒。"根据这组临床表现，用六经辨证的方法，就可诊断为"太阳病"。再如，大家感冒常服的"小柴胡汤"，它也有一组症状，如口苦、咽干、往来寒热、胸胁苦满等，根据这些，就可诊为"少阳病"的"小柴胡证"。

　　此外，对外感温热病（相当于某些急性传染性疾病）又创立了"卫气营血辨证"和"三焦辨证"的方法。还有经络辨证法，尤其适用于针灸、推拿等专科病证的诊治。

　　总之，中医的诊断是建立在中医四诊的基础之上，有着全面而系统的辨证诊断方法，并能为疾病的治疗提供有效指导的完整而独特的诊断体系。

　　最后，有三个与诊断相关的问题需要加以补充说明。

　　第一，关于诊断程序的问题。从理论上讲，应该是四诊在先，辨证诊断在后。但实际上，医生对疾病的诊断过程并非那么机械，往往是一边诊察，一边思考，同时对某些病证的初步诊断就形成了。但对某些病情复杂或是其病理属性不太典型的病证，为了寻求诊断依据，有时还得反复诊察、反复思考，方能确立初步诊断。

第二，关于"辨证"与"辨病"的问题。辨证与辨病是诊断疾病的两种方法，中医诊断要求给出"证名"和"病名"的双重诊断。因为对病名的诊断可以获得对疾病的本质和全过程病变规律的认识，而辨证诊断则可获得对疾病不同阶段的病性、病位及病机特点的具体认识。在辨病的基础上进一步辨证，这样既有对疾病的全局观念和整体认识，又有灵活机动性和对疾病的阶段性认识。同时，由于病名的确立，缩小或限制了辨证的范围，这有助于提高辨证的准确性。此外，对病的治疗有专方专药，增强了治疗的针对性；对证的治疗突出了辨证论治，又增强了治疗的灵活性。因此，中医诊断，既要辨证，也要辨病，二者可相互补充，相得益彰。

第三，关于对西医诊断及理化检查的认识问题。个人认为西医关于疾病的诊断及各种仪器检查有助于中医加深对疾病的认识，但同时有两种倾向必须引起注意：①西医的诊断不能代替中医的辨证，也不能让西医的诊断和检测结果束缚或诱导了中医的辨证思维；②注意甄别检测报告的时效性及与现在症状的关联性，不要让患者持有的一些陈旧的检查结果误导了你对当前病情的判断。

外感病邪·六淫

　　导致疾病发生的原因，是多种多样的，中医将引起外感病的病邪归纳为风、寒、暑、湿、燥、火，统称为"六淫"。风、寒、暑、湿、燥、火，在正常情况下，称为"六气"，是自然界六种不同的气候变化，也是万物生长的必要条件，其对于人体是无害的。《黄帝内经》讲："人以天地之气生，四时之法成。"就是说人是依靠天地之间的大气和水谷之气而生存的，同时也遵循生长收藏的自然规律而成长发育。我们人类在长期的进化繁衍的过程中，逐步认识了"六气"的变化特点，并产生了一定的适应能力，所以正常的六气一般不易使人得病。但是，当气候变化异常，六气发生太过或不及，或非其时而有其气，比如春天应温而反寒，秋天应凉而反热等，又或者气候变化过于急骤，如暴冷暴热等，恰逢人体正气不足，机体抵抗力下降之时，六气就成为了致病因素，易侵犯人体发生疾病。这种情况下的六气，便称为"六淫"。淫，有太过和浸淫的意思。六淫是指反常的六气，属于不正之气，故又称为"六邪"。六淫致病，一般具有下列几个共同特点。

1.外感性

六淫邪气侵犯人体，多从肌表或口鼻而入，或由上述两个途径同时入侵，故其所致疾病，称为"外感病"。

2.季节性

六淫致病常有明显的季节性，如春多风病、夏多暑病、长夏多湿病、秋多燥病、冬多寒病等，习惯性地称之为"时令病"。

3.地域性

六淫致病常与生活的地域密切相关，不同地域有不同的发病特点，如西北地区多寒病、燥病，东南沿海地区多湿病、温病。

4.环境性

六淫致病常与生活、工作的环境密切相关。譬如：久居湿地或水上作业之人易患湿病；高温作业之人易燥热为病。

5.相兼性

六淫邪气既可单独侵袭人体而致病，又可两种以上同时侵犯人体而致病。如风寒感冒、湿热泄泻、风寒湿痹等。

6.转化性

六淫在发病过程中，不仅可以相互影响，而且可以在一定条件下相互转化，如寒邪入里可以化热，暑湿日久可以化燥等。这里所说的转化并不是说六淫中的一种邪气变成了另一种邪气，而是指六淫所致的证候的性质发生了转化，多与机体本身的体质特点有关。

这里需要注意的是，引起中医外感病的六淫，若以现代观念视之，除了气候因素外，还包括了各种生物（细菌、病毒等）、物理、化学等多种致病因素，以及这些致病因素作用于机体所引起的病理反应。这种反应以风、寒、暑、湿、燥、火等不同的状态呈现出来，就有了中医不同的诊断结论，如风寒感冒、风热感冒、风寒湿痹等。中医这种用六淫来概括病邪，把致病因素与机体反应结合起来研究疾病发生发展规律的方法，尽管看起来不太细致，却是一个较为正确的途径。在这里我们再来看一下西医对外感病的研究方法，西医是以细菌、病毒、真菌、支原体和衣原体作为病因的，若引起某病的微生物是位"老熟客"，那还好办，用上相应的药物治疗，一般还是疗效不错的，问题是这些细菌和病毒在与人类打交道的过程中不断变异，它们常常以新的面孔出现，如2020年的新型冠状病毒，就让人类吃了不少苦头！但对中医来说，根据有病者表现出来的"象"就可推导出病因，有"因"即知治法，不需要临时抱佛脚，去寻找新"因"，上手就可用药，用药就有疗效！在此，我们不得不为中医的病因学说点赞！

湿邪的致病特点

湿为六淫（六气）之一，为长夏之主气。长夏是指农历六月（公历7月7日至8月6日）。长夏为夏秋之交，阳热下降，氤氲熏蒸，地面水气上腾，潮湿充斥，空气中湿度极大，为一年中湿气最盛的季节。

湿邪为病，也有外湿、内湿之分。外湿多由气候潮湿，或居处潮湿，或涉水淋雨等外在湿邪侵袭人体所致。内湿则是由于脾失健运，水湿停聚所形成的病理状态。值得注意的是，外湿和内湿虽有不同，但在发病过程中又常常是相互影响的。一般伤于外湿者，易于困脾，脾失健运，则易湿浊内生；而内有脾虚之人，水湿不化，也容易招致外湿的侵袭。

湿邪致病除了有六淫致病的共性（如外感性、季节性和相兼性等）之外，尚有如下致病特点：

1.湿为阴邪，易阻遏气机，损伤阳气

一般而言，无形为阳，有形为阴。湿为有形之物，故湿为阴邪；阴邪伤人，阴胜则阳病，故湿邪易损人之阳气；湿为有形之邪，最易阻遏气机，使气机升降失常、经络阻滞不畅，从而出现胸闷脘痞、小便短涩、大便不爽等症；此外，脾为阴土，乃运化水湿的主要脏器，其性喜燥而恶湿，故湿邪外感，留滞体内，常先困脾，而使脾阳受伤，运化无权，水湿停聚容易发生腹泻、尿少、水肿、腹水等病证。

2.湿性重浊

重，指湿邪的临床表现具有沉重、重着的特点。如感受湿邪之人，会感到周身困重，双腿就像绑了沙袋似的沉重懒动；若湿困于头，则头重如裹，昏昏欲睡；若湿留关节，则关节疼痛重着、沉重不举，中医称此为"着痹"（风湿性关节炎）。湿性重浊的"浊"，是指患湿邪之人，其排泄物和分泌物具有秽浊不清的特点。如湿邪在上，则面垢眵多（指面部油腻腻的不干净和眼屎增多），舌苔厚腻；若湿阻中焦，则便溏不爽，下痢黏稠脓血，小便混浊；若湿浊下注，在妇人则见带下黄白黏稠秽臭；若湿在皮肤，则湿疹破溃、流脓渗水等。

3.湿邪黏滞

"黏"即黏腻，"滞"即停滞。湿邪黏滞主要表现在两个方面：一是指湿病症状多黏滞而不爽，如上文说的排出物及分泌物多滞涩而不畅；二是指湿邪为病多缠绵难愈，病程较长或反复发作，如湿痹（风湿或类风湿关节炎）、湿疹、湿温病等。

4.湿性趋下，易袭阴位

由于湿性类水，水性润下，故湿性有下趋的特性，其致病易伤机体下部。如湿性为病的水肿，多以下肢较明显。此外，淋病、尿浊、带下、痢疾等，多由湿邪下注所致。故《黄帝内经》说："伤于湿者，下先受之。"诚如是也。

本文仅介绍一些湿邪为病的某些特点。湿邪发病，比比皆是，其与寒邪相合，成为寒湿之证；与风、热相合，又成为风湿、湿热之证；更有甚者，湿邪有时与疫疠之气结为一体成为湿瘟疫毒，比如2020年的新型冠状病毒肺炎，就到处可见湿邪的影子，对人类的健康危害极大。故对于湿邪的预防和治疗应该引起我们的高度重视。

风为百病之长

风为六淫之首。"六淫"是风、寒、暑、湿、燥、火六种外感病邪的统称。这里有几个问题必须要加以澄清。其一，风、寒、暑、湿、燥、火，在正常的情况下，它们是自然界六种不同的气候变化，称为"六气"。"六气"是万物生长的条件，对人体并无害处。其二，只有当气候变化异常，六气发生太过或不及，或非其时而有其气（如春天应温而反寒，秋天应凉而反热等），以及气候变化过于急骤（如暴冷暴热等）时，"六气"才有可能成为致病因素而变为"六淫"。其三，此处的六淫之"淫"，是太过和浸淫的意思，并非淫秽、淫荡之意。

"风为百病之长"，此语出自《黄帝内经》，其曰："风者，百病之长也。"说的是风为多种致病因素之首。为什么这么说？第一，这是由风邪的性质及致病特点决定的。因为风就是流动的气体，动则为阳，静则为阴，故风为阳邪，其性开泄。即风具有升发、向上、向外的特性，它能使人体的毛孔肌肤疏泄开张，有如开路先锋之猛将，首先将人体的肌表防御解除，为后续的致病因素开辟道路。所以，古人甚至把风邪当作一切外感致病因素的总称。

第二，风邪的季节涵盖面甚广。风虽为春季之主气，但四季皆有风。而其余五气，发生的季节则相对局限。如：寒多发于冬季，燥多发于秋季，湿多见于长夏，而暑、火二气则多产生于盛夏之际。可见，风邪四季皆可致病。

第三，风邪善于与其他病邪相伍为患。风邪为六淫病邪的主要致病因素，凡寒、湿、燥、热诸邪多依附于风邪侵犯人体，如外感风寒、风热、风湿等，所以说风邪常为外邪致病的主要参与者。

综上所述，风邪既是诸多致病外邪的先导者，且具有四季皆可伤人的特性，同时又具有与他邪相伍为患的复杂多变性。说风邪为诸邪致病之首，也算实至名归。故《黄帝内经》告诫我们："虚邪贼风，避之有时。"又曰："谨候虚风而避之，故圣人日避虚邪之道，如避矢石然。"遗憾的是，当今之士，尤其是年轻人，对风邪的危害性浑然不知，空调凉风嗖嗖吹，寒风短裙任性为。岂不悲哉！

百病皆生于气

"百病皆生于气"，这是一个很有中医特色的论点，要说清楚这个问题，就得对"气"有一个全方位的认识。

气是什么？气是一种极细微的物质，是构成世界万物的本原。宇宙间的一切事物，都是由气的运动变化而产生的。中医学认为，气是一种运行变化于体内，维持人体生命活动和推动脏腑组织功能的基本物质。故《医门法律》说："气聚则形成，气散则形亡。"可见，气对于人体来说是非常重要的。

关于气的功能，可归纳为温煦作用、推动作用、防御作用、固摄作用及气化作用等五大方面的作用。

1.气的温煦作用

中医说"气主煦之"，即是说气是人体热量的来源。譬如我们常说的阳气，它就能温暖全身的脏腑组织，有如自然界的太阳能温暖全世界一样。

2.气的推动作用

"气"是一种很强的精微物质，它对于人体的生长发育，各脏腑组织的生理活动，血的生成和运行以及津液的生成、输布和排泄等，均起着推动和激发其运动的作用。大家知道，人体大约70%是由水构成的，如血液及各种组织液等，这些都是属于阴性的物质，它们不能自动，其活动就需要靠"气"的推动。故中医有"气为血之帅"和"气行则血行"之说。

3.气的防御作用

气的防御作用主要体现在护卫全身的肌表、防御外邪的入侵。《黄帝内经》说："正气存内，邪不可干……邪之所凑，其气必虚。"这里所说的"正气"，指的就是其防御作用。

4.气的固摄作用

气的固摄作用是指气能防止体内的液态物质无故流失。其作用就像一张疏密有致的过滤网和一个开合有度的阀门，合理而适度地控制着体内的血液、津液和精液的分泌与排泄。

5.气的气化作用

所谓气化，就是气的运动变化及其伴随发生的能量转化过程称之为"气化"。具体地说，是指精、气、血、津液各自的新陈代谢及其相互转化。气化运动是生命的基本特征，没有气化就没有生命。

上面介绍了气的五大功能，那这些功能又是如何实现的呢？因为气是在不断运动着的，它流行于全身各脏腑、经络等组织器官，无处不有，时刻推动和激发着人体的各项生理活动。气的运动形式虽是多种多样，但在理论上可将它们归纳为"升、降、出、入"四种基本运动形式。"升降出入，无器不有"，没有气的升降出入也就没有生命活动。

中医说

《黄帝内经》讲："出入废则神机化灭，升降息则气立孤危。"气在人体内的运动，中医称之为"气机"。具体而言，上者下行，下者上升，阳气下交，阴气上承，是为气之"升降"；由里出表，由表入里，由阳入阴，由阴出阳，即为气之"出入"。

气的升和降、出和入，是对立统一的矛盾运动。从局部来看，并不是每一种生理活动，都必须同时具备升降出入，而是各有所侧重，如肝、脾之气主升，肺、胃之气主降等。从整个机体的生理活动来看，则升和降、出和入之间必须协调平衡，才能维持正常的生理活动。因此，气的升降出入运动，又是协调平衡各种生理功能的一个重要环节。

说到这里疑问就来了：既然气的功能如此之多，如此之强大，应该说"气"是人体之功臣才对，又怎能说"百病皆生于气"呢？岂不是把"功臣"说成"罪臣"了吗？实际上，世间一切事物都具有两面性，如果顺其天性，积极引导，合理利用，发挥其正面作用，则为功臣；反之，即为罪臣。俗话说"水可载舟，亦可覆舟"，说的就是这个道理。

正如张景岳《类经》所说："气之在人，和则为正气，不和则为邪气。凡表里虚实，逆顺缓急，无不因气而生，故百病皆生于气。"由此看来，"气和"是关键。所谓"气和"，就是说气的运行要和畅、和顺、和谐，亦可统称为"气机调畅"，反之，则称为"气机不畅"。比如，气在某些局部发生阻滞不通时，称作"气滞"；若气不能外达而结聚于内时，称作"气结"或"气郁"，甚则"气闭"；气的上升太过或下降不及时，称作"气逆"；气的上升不及或下降太过时，称作"气陷"；气不能内守而外逸时，称作"气脱"，等等。引起上述气机失常的原因很多，且常与人体的情志活动失常有密切关系。如《黄帝内经》所说"怒则气上""喜则气缓""悲则气消""恐则气下""惊则气乱""思则气结"，以上种种气机失常的病理变化，都会在临床上出现一系列相应的症状或证候。不过，我们在临床上见到的"气病"还是以"肝郁气滞""怒气伤肝""忧思伤脾"者为多。所以，药房要常备一些"逍遥丸""越鞠丸""四逆散"之类，以应患者之需。

但药物治疗的只是"已病"，若要不生"气病"，就得修身养性，诸事处之淡然。身心愉悦，气机调畅，方能百病不生。

亦因亦果话瘀血

瘀血是人体受某种致病因素作用后在疾病过程中所形成的病理产物，即受某种病因作用之"果"。一旦这些病理产物形成之后，又能直接或间接作用于人体某些脏腑组织，引发多种病证，故又可将瘀血视为发病之"因"。

瘀血的形成，主要有两个方面：一是因为血运不畅，阻滞于血脉（血管）、脏腑、组织内；二是因为体内先有出血，这些已经离开血管的血没有排出体外，仍然积存于体内，就形成了瘀血。具体到每个瘀血患者，其形成血行不畅或者离经之血的病理机制可能会有所不同。有的是因为气虚或气滞，而有的是因为血寒或血热。气为血帅，若气虚或气滞，都不能推动血液的正常运行，导致血行不畅而凝滞成瘀；若寒邪客入血脉，使经脉血管蜷缩拘急，也可使血液凝滞不畅；若热入营血，血热搏结，血液黏稠度增高，也会形成瘀血。此外，内外伤、或气虚不能统摄血液，或者血热妄行等，造成血离经脉，血液积存于体内也可形成瘀血。

从上文可知，瘀血形成的原因很多，临床上我们可根据瘀血所伴随的其他临床表现来判断引起瘀血的具体原因。如瘀兼气虚而见神疲乏力，少气懒言，舌淡，脉弱，则为气虚血瘀；或是痛经伴有小腹冷感，经色紫暗，或夹血块，则可诊为寒凝胞宫等。

临床上瘀阻的部位及形成瘀血的原因不同会引起很多不同的病证。例如：瘀阻于心，可见心悸、胸闷心痛、口唇和指甲青紫；瘀阻于肺，可见胸痛、咳血；瘀阻于胃肠，可见呕血、大便色黑如漆；瘀阻于肝，可见胁痛痞块；瘀血攻心，可致发狂；瘀阻于胞宫，可见少腹疼痛、月经不调、痛经、闭经、经色紫暗成块或见崩漏……与瘀血相关的病证不胜枚举。另外，此瘀血作为"果"，还可能成为下一阶段疾病之因，如瘀血致气滞、瘀血致痰结、瘀血致出血、瘀阻脏腑致其功能失常等。瘀血的病证虽然繁多，但其临床表现归纳起来有以下几个共同特点。

1.疼痛

瘀血引起的疼痛多为刺痛，亦可见绞痛，痛处固定不移；因瘀血多为实证，故痛处拒按；因瘀血为有形之阴邪，夜间阴盛，则阴凝更甚，故在夜间痛甚。

2.肿块

若肌表跌打损伤，见局部青紫肿胀；若瘀积于体内，久聚不散，则可形成症瘕，按之有痞块，质较硬，固定不移，如肝脾肿大、肿瘤等。

3.出血

因瘀为坏血或陈久之血，故其血色多呈紫暗色，且常伴有血块，也有由于瘀阻血脉，血不得循经而旁溢，临床常表现为出血反复不止。

4.望诊

久瘀可见面色晦暗，甚至黧黑，肌肤甲错，唇甲青紫，舌质暗紫，或有瘀斑、瘀点，舌下静脉曲张，或下肢静脉曲张等。

5.脉象

因瘀阻于内，脉来不畅，故其脉多见细涩或结、代。

怪病多由痰作祟

"怪病多由痰作祟"是中医在长期的临床实践中总结出来的经验谚语。那什么叫"怪病"呢？一是因为某种病比较少见，在国内甚至全世界都所见不多，俗话说"少见多怪"是也；二是对该病的致病原因不太清楚，同时也就缺少医治该病的药物和成熟的方法；三是该病的症状比较怪异，难以用当前的医学理论加以解释，故称之为"怪病"。

接下来我们再来看看"痰"为何物？中医认为，"痰"是人体受某种致病因素作用后在疾病过程中形成的病理产物。这些病理产物形成之后，又能直接或间接作用于人体某一脏腑组织而引发多种病证，所以，"痰"又属于致病因素之一。

需要说明的是，中医把"痰"分为两种，一种叫"有形之痰"，另一种叫"无形之痰"。所谓有形之痰，即平时我们看见患者咳吐出来的痰液；所谓无形之痰，即停滞在脏腑经络等组织中未被排出体外的痰液，医生可通过其所表现的证候来确定。如淋巴结核、皮下脂肪瘤或痰火扰心所致的癫狂及癫痫等症。严格地说，所谓无形之痰也并非"无形"，只是因其停滞于体内，我们仅凭肉眼不得见而已。这里需要强调的是，"无形之痰"这一概念对于医生诊病十分重要，而对那些非专业人士而言却十分抽象。比如中医在诊病时，常对患者说：您是痰湿体质或是痰滞经络。患者回应说：我没有痰呀，我最近也不咳嗽呀！此时医生就要大费唇舌解释半天。所以说患者了解中医的某些特殊病因很有必要。

痰证形成的原因很多，比如：感冒多有咳嗽咳痰；饮食所伤，比如贪凉饮冷或过食肥甘厚味，多伤脾胃，日久必酿痰浊；情绪抑郁，忧思气结，脾肺受损，久之生痰。痰浊形成之后，何以能生怪病呢？因为无形之痰可随气机升降，四处流行，全身脏腑、组织、经络随处可到。一旦停滞于某处，就会导致该部位气机受阻，出现该脏腑组织的功能失调。从理论上讲，人体有多少种生理功能就有可能发生多少种病理变化。比如，"心主神志，其志在喜"，这是"心"的生理功能。一旦痰阻心络，蒙蔽心窍，就有可能出现神志失常，该喜不喜、该笑不笑、表情木讷、呆若木鸡或者狂笑不止、癫疯异常等表现。心脏如此，五脏皆然。人体的各种功能，应有尽有，精细无比，一旦失灵，则奇病怪病相应而生，也就不足为奇也！

此外，尚需提及的是，在致病因素中还有一个与痰相似的因素就是瘀血。痰与瘀血，其本质皆为浊水，此水与相关的病理产物裹挟一体，或凝而为痰，或结而成瘀，或痰瘀互患，因瘀生痰，因痰成瘀，痰瘀互结，阻滞气机，影响血运，致使临床证候更加复杂，而成奇病怪病矣。

因此，无论医生或是患者，若遇到久治不愈的奇难杂症，脑子里就应多一根"痰瘀为患"之弦，或许可得柳暗花明之效！

胖人多痰，瘦人多火

胖人多痰，瘦人多火，是中医关于人体体质的一种判断。此话正确吗？其道理何在？要回答这个问题，先得理解此语所指的"胖人""瘦人"，以及"痰"与"火"的含义。

所谓胖人指的是那种形体肥胖、肌肉松软、大腹便便、行动迟缓之人，并不包括那种形体健壮、肌肉结实、行动矫健者。那瘦人呢，指的是那种面色红紫或红赤，形体消瘦，肌肉不实，筋多肉少，行动少力之人。这里的痰，包含两方面的含义，一是指有形之痰，即平常咳吐之痰；另一种指的是停滞在体内未被排出，但临床上可通过其表现的证候来确定的痰液，称为"无形之痰"。比如淋巴结核、皮下脂肪瘤、各种囊肿以及痰迷心窍所致的神昏、痴呆、癫痫，痰火扰心所致的癫狂，痰浊上犯所致的眩晕等。"胖人多痰"，既指有形之痰，也包括无形之痰。这种人平素就有口中黏腻、时有恶心、刷牙时易干呕等症。一旦感冒，必继之以咳嗽多痰，经久难愈；同时，这种人也易患由"无形之痰"所诱发的病证。

所谓瘦人多火，这里的"火"，指的是内生之火，乃由人体脏腑阴阳气血失调导致的阳气亢盛或阴虚阳亢的病理状态。如热扰心神所表现的心悸、心烦、失眠、多梦；心火上炎所表现的口舌糜烂、舌尖碎痛等症；再如肝火上炎所表现的头胀头痛、面红目赤、急躁易怒、耳暴鸣或暴聋等症；肾阴亏虚、相火妄动所致的形体消瘦、五心烦热、遗精盗汗等症。还有胃火、胆火等，兹不详述。这里的"火"，既有实火，也有虚火，实际上很多虚火多由实火日久不愈转化而来。

通过以上叙述，我们已经基本清楚了"胖人多痰，瘦人多火"的相关含义，现在的问题是胖人与痰之间、瘦人与火之间是否存在着本质的、因果性的关联？如果答案是肯定的，那它们的关联又是什么？我们知道，在人体五脏之中，治水的部门主要涉及肺、脾、肾三个。若此三脏功能失常，则水液代谢失调或障碍，以致水津停滞而化为痰浊。痰浊停滞体内，反过来又成为致病因素，影响脏腑的功能和气机的升降，更加重了水液代谢的失常。我们见到这类人的体重总在增加，即使严格控制饮食也不行，患者无奈地说，每天只喝水都会长胖！这就是"胖人多痰"的真实状况。

那瘦人为何多火呢？那是因为火为阳邪，容易使人耗气伤津。这种人脏腑功能亢进，新陈代谢旺盛，身体多热多汗，津液内损外耗，身体若不瘦才怪！

如此看来，胖人多痰，瘦人多火之说，还是有一定道理的！其实"胖人"与"瘦人"也代表着人体两种基本体质。中医关于体质的认识，起源于《黄帝内经》时代，在该书中就有"阴阳二十五人"之分，北京中医药大学王琦教授关于人体体质的研究可谓开现代体质研究之先河，其将人的体质分为平和质、气虚质、阳虚质、阴虚质、痰湿质、湿热质、血瘀质、气郁质、特禀质等九种基本类型。并提出"体质为本、形神构成、体病相关、可分可调"等基本论点，为中医"以人为本""因人制宜""治未病"等学术思想增添了新的理论依据。

何谓『上火』

　　"上火"是我们常说的一种病证俗语。若要解释什么叫"上火"，就要先弄清楚"火"是个什么东西。

　　"火"可分为生理之火和病理之火两种。从生理角度来看，火为人体内的阳气所化，是生命的动力。人体五脏六腑皆有火，在正常情况下，中医习惯把这种生理之火称作"阳"或是"阳气"，如"心阳""脾阳""肾阳"等。但是，当人体脏腑功能失调，火的功能得不到正常发挥时，此"火"就变成了"病火"。在日常生活中，我们注意到火有"炎上"的特性，就是向上蔓延，故称"上火"。"上火"的病证多出现在人体的上部，尤其是在头面部。一般来说，人体最易上火的脏腑是心、肝、胆、胃等。如出现心烦失眠、口舌生疮等症，多是心火上炎；若见头晕、面红、口苦、目赤、目眵（眼屎）增多等症，则是肝火上炎；若见胁肋胀满、口苦咽干、耳鸣耳聋等症，多属胆火上犯；若见口渴、口臭、大便秘结、小便短赤、口腔糜烂、牙龈肿痛等症，则多为胃火所致。

中医认为，火有实火、虚火之分。实火多发于体质壮实，平素阳旺之体；虚火多见于阴虚血少，体质偏弱之人。实火的产生，多由于脏腑的阳气散发的渠道郁阻闭塞，故正常的阳气就变成了"火邪"。这就好像北方冬季烧炕取暖，在正常情况下，一定的火力刚好能满足全屋的供暖需求，室内温度适中，不热不燥。倘若某条供暖管道发生堵塞，致使热流不畅，就会出现某些局部过热和全屋冷暖不匀的现象，那"过热之处"就仿如中医所谓之"实火"。虚火的产生，并非是真正的阳气过旺，而是由于人体阴血不足，阴不配阳所导致的阳气相对旺盛。这好比我们用电热炉煲水，当壶中水少时，没两分钟水就会热气腾腾，此时产生的热气腾腾就是"阴不配阳"，就是"虚火"！当我们往壶中添加了足够的水，短时间内就不会出现这种热力旺盛的假象了。

中医治疗实火常用的是苦寒泻火之药，如黄连、栀子、生石膏等；清虚火则多用甘凉养阴之剂，如生地、麦冬、玉竹、石斛等，这种甘凉养阴之法也就是往体内"加水"的方法。

何为二便正常

二便指大、小便而言。二便正常与否，涉及人体多个脏器的功能是否正常。中医把"问二便"作为问诊的重要内容。本人在长期的临床实践中观察，一般二便正常者，身体的健康状况基本上无大碍。因此，把二便是否正常作为健康的晴雨表，似乎也不为过。

今天把有关二便的问题作为一个专题来谈，是因为我在临床上发现很多患者并不真正了解"二便正常"的准确含义。譬如有些自认为"二便正常"的患者，当医生进一步询问二便的颜色、气味、大便的质地等细节时，却发现有些指标并不正常，而这些指标往往又是为医生提供辨证依据的重要信息。那么，二便正常究竟包括哪些内容呢？

健康人每日大便1~2次，色黄，呈条状，俗称"香蕉便"，干湿适中，无特殊臭秽，排便通畅，便内无脓血、黏液、未消化的食物等，且便后有舒适感。

若大便臭秽，是热结肠道的表现；若便溏味腥，多因脾胃虚寒；若矢气酸臭，则是宿食停滞、消化不良之症；倘若大便色黑如柏油，伴腹痛隐隐，面无光泽，多是胃络出血；若小儿便呈绿色，多为消化不良的征象。

临床常见的大便异常就是便秘。所谓便秘是指大便次数减少，一般每周少于3次，且排便困难，粪便干结，也有多日不便，所便之物并不十分干结者。便秘一证，或因热结肠道，或因肠道津液亏少、阴血不足，或因阳虚寒凝以致肠道气机滞塞而便秘者。可见便秘一证，有虚有实。有的患者，一见便秘即擅自服用清热泻火通便之药，初始或可即服即通，但随之复秘。如此反复，常常又可变生他病。所以建议患者还是要及时就医，不要盲目服药。

下面再来谈谈"小便"之事。正常成人24小时尿量为1000～2000毫升。尿量的差异主要与饮水量的多少和季节的冷暖有关。如天热多汗、饮水不足，则尿量偏少；反之则尿量偏多。若24小时尿量少于400毫升，则称为"少尿"；若24小时尿量少于100毫升，或12小时完全没有小便则称为"无尿"；若24小时尿量超过2500毫升，则称为"多尿"。

正常小便颜色淡黄，清净不浊，尿后有舒适感。若小便清长量多，且伴形寒肢冷，多属寒证；小便短赤量少，尿时热涩疼痛，多属热证；尿臊黄少，甚至浊臭，多为湿热下注；小便颜色鲜红或紫红或如洗肉水色，则称为"肉眼血尿"，应及时就医；若尿液浑如膏脂，或有滑腻之物，则为乳糜尿，中医称为"膏淋"；若尿夹砂石，尿赤涩痛，多为石淋，即泌尿系结石；小儿尿如米泔水，且形体渐瘦，则多为脾肾虚损，脂液下流。健康成人夜间小便0～1次，若夜间尿次多，一般属下焦虚寒，肾气不足。

当然，大小便异常的情况还有很多，这里只是列举了临床上几种较为常见的异常情况。

大家也许会说，大小便异常的情况那么多，所提示的病证那么复杂，我们一下也记不住呀！其实记不住也没关系，你们要记住的是，从二便的颜色、气味、质地、量的多少以及大小便时的伴随症状等几个方面去观察其是否在正常范围之内就可以了，至于各种异常情况及其所代表的病证就留给医生去判断吧。

虚证和实证

虚证和实证不是两个单独的病种，它代表的是两类不同性质的病证。虚证是指人体的正气不足，脏腑功能衰退所表现的证候，临床表现以不足、松弛、衰退为基本特点，多见于慢性疾病或疾病的后期。实证是指病邪亢盛所表现的一类证候，实证虽然是邪气壅盛但人体正气未虚，临床表现以有余、亢盛或各类病理产物停聚为基本特征。故《黄帝内经》说："邪气盛则实，精气夺则虚。"即"实"是指邪气亢盛，而"虚"则是指正气不足。

一、虚证

虚证形成的原因有先天不足和后天失养两个方面，但一般以后天失养为主。如饮食失宜、脾胃等后天之本不固；或劳心劳神，内伤脏腑气血；

或房事过度，耗伤肾脏元真之气；或久病失治、误治，损伤人体正气等，均可导致虚证的形成。阴、阳、气、血、精、津以及脏腑均可形成虚证，下面仅列举几种常见的虚证表现。

1.气虚证

气虚证是指元气不足导致气的推动、温煦等功能减退，或脏腑功能活动减退所表现的虚弱证候。其临床表现为神疲乏力，少气懒言，面白少华，头晕，自汗，活动后诸症加重，舌淡嫩，脉虚。其中以神疲乏力，气短懒言，动则加剧为辨证要点。

2.血虚证

血虚证是指血液不足导致脏腑、组织、器官失去濡养所表现的虚弱证候。其临床表现为面色淡白无华或萎黄，口唇、眼睑、爪甲、舌质的颜色淡白，头晕眼花，心悸健忘，多梦，手足发麻，妇女月经后期、量少色淡，甚或闭经，脉细无力。

3.阴虚证

阴虚证指由于体内阴液亏损所出现的证候。其临床表现为午后潮热，颧红盗汗，咽干，手足心热，小便短黄，脉细数等。

4.阳虚证

阳虚证是由于体内阳气不足所出现的证候。其临床表现为形寒肢冷，面色㿠白，神疲乏力，自汗，口淡不渴，小便清长，大便稀溏，舌淡苔白，脉弱等。

二、实证

实证的成因：一是风、寒、暑、湿、燥、火等外感病邪、疫疬之气以及虫毒等侵入人体的初期和中期，此时邪气壅盛但正气未衰，邪正斗争剧烈，形成实证；二是由于脏腑功能失调，以致痰饮、水、湿、瘀血、食积、虫积等有形病理产物停留于体内而成。实证的临床表现：新起、暴病，形体壮实，声高气粗，腹痛拒按，大便秘结，小便短赤，舌苔厚腻，脉实有力等。临床上常见的有气滞证、血瘀证等。

1.气滞证

气滞证是指人体局部或某一脏腑经络的气机阻滞，运行不畅所表现的证候。其临床表现为局部胀满、痞闷，甚或胀痛、窜痛，并随情绪波动而变化。

2.血瘀证

血瘀证是指脉管内血液运行迟滞，或血溢脉外而停蓄体内所引起的证候。其临床表现为局部刺痛、痛处拒按、痛处固定、夜间加剧等，可见面色黧黑，或唇甲青紫，或肌肤甲错，舌质紫暗或有瘀点瘀斑，脉细涩等。

一般说来，临床上绝对的虚证与单纯的实证相对较少，临床多见的是"虚实夹杂证"，即在病人身上虚证与实证同时出现，有的是以虚证为主而夹有实证，有的是以实证为主而夹有虚证，还有虚实并见、并重者。比如肝硬化腹水患者，临床上见腹部膨隆、腹部青筋暴露、大小便不利等实象，但同时又见形体消瘦、气弱乏力、脉沉细弦等虚象。

《黄帝内经》说："实则泻之，虚则补之。"补虚就是扶助人体正气，如气虚、阳虚则补气、补阳；阴虚、血虚则滋阴、补血。泻实就是祛逐病邪，常用的有汗、吐、下法，清热泻火法，温中祛寒法，消导积滞法，豁痰开窍法，活血化瘀法等。若是虚实夹杂者，则是扶正与祛邪兼用，根据正邪之多寡，或偏于扶正，或偏于祛邪，可根据实际情况用之。

中医说

有一种现象需要特别注意，即虚实真假的问题。在某些特殊情况下，会出现疾病的现象与本质不完全一致，即会出现与疾病本质不符的虚假现象，因而有"至虚有盛候"的"真虚假实"证和"大实有羸状"的"真实假虚"证。若要看透假象迷雾，必须注意以下几点：脉象的有力无力，有神无神，浮取如何，沉取又是怎样？舌质的胖嫩与苍老，言语发声的高亮与低怯，病人体质的强弱和病程的新久等。

怕冷就一定是阳虚吗

最近，临床上经常碰到一些"怕冷"的患者，他们开口问的第一句话就是："医生，我很怕冷，我是不是阳虚呀？""怕冷"这一现象，中医的学术名称叫"畏寒"或"恶寒"。中医俗语云："阴虚生内热，阳虚生外寒。"可以肯定的是，怕冷是阳虚的主要表现之一，但是，并非所有怕冷的人就一定是"阳虚"。也就是说，其中有部分阳气并不虚的人也可表现为"怕冷"。那么，我们人体在哪些病理情况下会出现"怕冷"呢？大致有以下几种情况。

第一种情况叫"营卫不和"。这里的"营""卫"二字，有点令人费解。即使按中医的理论来解释，大家也不一定能听得明白。大致的理解是，我们人体体表有一种自我保护屏障或机制，由营卫二气所管司，营主开，卫主合，二者共同调节机体的温度和感觉。若营卫不和则调节失常，就会出现恶寒、怕风、发热、出汗等症状，有些类似于感冒症状。

第二种情况叫"表虚卫阳不固"，表现为恶风、自汗出、面色白而带青、脉浮虚软，看上去是一派虚象，药房里有一种中成药叫"玉屏风散"，就是治这种病的。

第三种情况叫"郁阳不达"。这种病情比较特殊，在临床上却并不少见。我曾接诊一男性患者戴某，35岁，虽时置初秋，深圳的气温尚属炎热，但该患者已穿上秋裤和羊毛衫，主诉"怕冷"，已有一年多，先后看过多家医院，西医的各项检查结果大致正常，以前所看的中医大多以温阳为主，附子、干姜、人参、鹿茸也没少尝。患者说，起初似乎还有点效果，但觉得愈吃愈冷，后经友人介绍来我处就诊。我一看该患者两目炯炯有神，面色偏黑，性情急躁，爱发脾气，问得小便黄、大便不畅、时有口臭，按得脉沉弦有力。当即判断该患者乃阳气内郁，不得外达，郁久化热，里热外寒之证。遂处以大柴胡汤加味三剂，并在外关、支沟、曲池、阳陵泉等穴针刺施以泻法。三剂药尚未吃完，病人已卸掉毛衣秋裤，自诉周身轻松畅快，焕然一新人矣。

第四种怕冷的情况就是"阳气亏虚"，也叫"肾阳虚"，表现为周身怕冷，蜷卧思睡，天冷加重，得衣被可缓解，舌淡苔润，脉沉细。这种病证才是大家常说的肾阳不足。所谓肾阳不足，就好比我们煲开水，锅里水足，但锅底下的炉火不旺，难以使水沸腾一样。这种病就可以用温补肾阳的方法来治疗。

　　以上所说的几种情况，只是举其大要，中医认为导致怕冷的病理机制还有一些，如阴阳气不相顺接所致的四肢厥冷等。这里只是提醒大家注意，人体"怕冷"的病理机制是多样的，不要一见到"怕冷"的病，就认为是阳虚，就一味地温补肾阳，难免会贻误病情。

您真的需要「补」吗

　　长期以来，人们对"补泻"二字存有一定的偏见，即偏爱"补"，偏恶"泻"。听说是补品即喜上眉梢，听说是泻药就龇牙咧嘴。中医也有人曾感慨"人参杀人无过，大黄救人无功"的世风之偏！可见此偏见由来之久远也。

　　我们先来看看中医对于"补"的认识？中医认为其含义有三。

　　其一，就是我们通常所说的补益之剂、补品或补药。这类方药具有补益、滋养人体气血阴阳之不足的作用，用以治疗各种虚证。药物如人参、黄芪、白术、鹿茸、肉苁蓉、冬虫夏草等。方剂如四君子汤、四物汤、十全大补汤、左归丸、右归丸等。这类补品的概念比较固定，所以人所共知。

　　其二，《黄帝内经》云："虚者补之，实者泻之。"何谓虚？虚者少也，不足也。简单地说，就是"缺什么就补充什么"。比如，地震受困后获救，水和一般的食物就是最好的补品。还记得小时候读高中住校，一学期下来，缺乏营养，得了夜盲症，暑假回家后吃个鸡肝，第二天夜盲症就好了。若是现在让你吃两个鸡肝，眼睛也不见得会明亮多少！因为你体内不缺它！这就是"虚者补之"。

其三，顺其脏腑之性即为补。《黄帝内经》云："肝欲散，急食辛以散之，用辛补之，酸泻之……心欲软，急食咸以软之，用咸补之，甘泻之……"比如，肝气郁滞的病，适合用辛散的方法，使肝气得以条达、疏泄，例如香附、薄荷都能疏肝、散肝，治疗肝气之郁，那此时的香附、薄荷就是"补剂"。即所谓"适其性者为补"，反之，就叫泻。五脏皆有适其性者，中医称为"五脏所欲"。

我前面所说的对补的偏爱，就是指第一种情况而言，即盲目偏爱所谓的补品，从不去探究自己是虚证还是实证，是真虚还是假虚？若真虚当然是雪中送炭，若假虚无疑是雪上加霜。在当今这个物资相对丰盛的时代，我们尤其要警惕这种"乱补"或"滥补"给人体所带来的危害。

那我们如何调补呢？

第一，要弄清楚，自己是否真的需要补？《黄帝内经》说"虚者补之"，也就是说，只有虚证才可以补。若你本来体质壮实而无病，或虽体有不适，但病证属实，盲目进补就等于"闭门留寇"，只会加重病情。

第二，进补当识气血阴阳。若人言我虚，当补。那么虚在哪？是气虚，血虚？还是阴虚，阳虚？应当辨别清楚。只有缺什么补什么，有的放矢，方能有益无害。

第三，进补当不碍脾胃。脾主运化，胃主受纳，脾胃为后天之本，气血生化之源，口服补品只有通过脾胃才能发挥作用。即进补之后，要感觉吃了舒服，能消化吸收，方可言"补"。若一味蛮补，服后腹胀便溏，纳食不香，则事与愿违，何补之有？

第四，进补莫与气血为难。补品性多黏腻，若一味纯补峻补，常会壅滞气血，反招其害。可将补药与行气活血药按一定比例合于一方，使之动静结合，补而不滞，方可发挥补药之功。

第五，进补当以平衡为贵。补法是以药物的偏性来纠正人体阴阳气血失衡的疗法。进补的目的是调整人体脏腑阴阳气血各方面的不足，使机体恢复平衡，即所谓"阴平阳秘，精神乃治"，平衡是中医养生和治病最基本的思想。所以，我们在进补时，当懂得有行有止，不能一补到底，应当"以平为期"。

中医诊病篇

"冬病夏治"与"夏病冬治"

冬病夏治和夏病冬治是一种通过中药内服或外治并结合"天时"来治疗某些特殊性疾病的方法。

所谓"冬病",指的是某些病每到冬季就容易复发或者明显加重,而到了夏季就逐渐减轻或阶段性恢复的病证;"夏病"的加重或减轻在季节上恰好与"冬病"相反。

那为何冬季易发或者加重的病证要选择等到夏季去治疗呢?若要弄明白这个问题,就得探究这些病证在冬季容易复发或加重的原因。大家知道,因为冬季气温较低,气候寒冷,若是素体阳虚或阳气不足的人每到冬季就会觉得手足不温甚至冰凉,他们得比常人穿戴更多的衣物以求保暖,同时他们对外界环境的适应性和自身的免疫功能降低,故此时稍有不慎,略感风寒,即患感冒,并极易新感引发旧疾,如常见的"老慢支"

中医

患者就是这种情形。到此，我们已经明白了这类"冬病"的患者，病因就在于其体质的"阳虚"。其实，"冬病夏治"所治疗的不是他的病，而是他的阳虚体质。这也是一种"治未病"的方式。那么，治疗阳虚之体为何要选在炎热的夏季呢？正是因为夏季日照强烈，自然界的阳气正隆，尤其是"三伏天"，是全年最热的时节，此时治疗阳虚之体，正是借助天时，借力打力，因势利导，将盘踞在体内的寒气逐出体外，从而恢复机体的阴阳平衡，这样常能起到事半功倍之效。

当我们弄清楚了"冬病夏治"的原理之后，对于"夏病冬治"之理也就应该有几分清楚了。因为治病之理相同，只是"夏病冬治"所治对象的体质和治疗时机恰好与"冬病夏治"者相反而已。"冬病夏治"治疗的是阳虚之体，治疗方法当温阳，治疗最佳时节在"三伏天"；而"夏病冬治"治疗的是阴虚之体，治疗方法当滋阴，治疗的最佳时节当在"三九天"。

"冬病夏治"与"夏病冬治"的主要适用对象大致可分为两类。其一是某些较为顽固的、反复发作的且与寒、暑季节有一定关系的慢性疾病，如慢性支气管炎、慢性咽炎、过敏性鼻炎、慢性结肠炎、慢性湿疹、慢性荨麻疹等；其二是适用于体质有一定偏颇的人，或偏于阴虚，或偏于阳虚，他们即使当前尚未发生明显的病证，但从"治未病"的角度看，治疗也是有必要的。有的朋友也许就要问了：我不是医生，我怎么知道自己是偏于阴虚或是阳虚呢？在这里告诉您一个简单的方法。如果您特别喜欢过夏天，冬天特别怕冷，相对冬天来说觉得夏季身体比较舒服，那您可能就是偏于阳虚的体质；反之，如果您比较喜欢过冬天，觉得夏天热得难受，那您可能就是偏于阴虚的体质。《黄帝内经》记载，有的人"能春夏不能秋冬"，有的人"能秋冬不能春夏"（"能"通"耐"），指的就是阴阳各有所偏的这两类人群。当然，判断阴虚、阳虚的指标还有很多，这里只是言其大概而已，准确的判断还得请医生做"体质辨识"。

至于"冬病夏治"与"夏病冬治"的具体治疗方法有很多，大致可分为内治与外治两种。目前较为普及的"三伏天灸疗法"就是较为典型的冬病夏治的外治法之一。该法近些年来受众越来越多，有些患者反映效果确实不错，但也存在着一定程度的滥用。这里提出几点注意事项：一是要把握好该疗法的适应证；二是要对自己的体质状况（包括过敏史）有一个初步的了解，在接受治疗前最好向医生咨询；三是要明白该疗法并非即时起效，一般需要坚持2~3个疗程，若病情较重者最好能配合其他方法同时治疗；四是要遵守艾灸、贴药期间相关的注意事项。如注意贴药的持续时间、预防水疱感染、贴药期间忌食生冷辛辣之物、宜用温水洗澡、禁入冰室等。如果采用内服中药治疗，最好能制成丸剂、散剂，因为体质的调整是一个较为漫长的过程，要克服急于求成的心理。

中医经络 篇

经络
穴位

神奇而又神秘的经络

经络是中医学独有的一种组织结构或者是功能结构，是机体运行气血、联络脏腑肢节、沟通上下内外的通道。经络是经脉和络脉的总称。经，有路径的意思，是经络系统的主干，大多循行于深部，有一定的循行路径。络，有网络的意思，是经脉的分支，纵横交错，大多循行于较浅的部位。经络把人体的五脏六腑、四肢百骸、五官九窍、皮肉筋脉等联结成一个统一的有机整体。

经络系统，包括十二经脉、奇经八脉、十二经别、十五络脉、十二经筋和十二皮部等，在内连属于脏腑，在外连属于筋肉、肢节和皮肤。

十二经脉、奇经八脉各有一定的起止点和循行部位，各条经脉间有一定的交接顺序。由经脉和络脉构建的经络系统犹如一张严谨而有序的人体网络交通图，其结构和功能堪称神奇。

以经络系统为基础而逐渐发展起来的经络学说是针灸学的理论基础，长期以来有效地指导着中医、针灸、按摩和气功等各科的临床实践。

随着科学的进步和医学的发展，人们在经络方面发现了一个奇怪而有趣的现象。即传承和运用了几千年的经络系统，人们从解剖学的角度却找不到与经络相对应的组织结构。因此，有人对经络系统是否存在提出了质疑。为了回答这个问题，人们对经络的有无及其实质展开了广泛的研究。首先引起人们关注的就是经络现象。所谓经络现象，是指机体由于某种原因引起的沿古典经络循行路线出现的特殊感觉传导和感觉障碍以及可见的皮肤色泽和组织形态变化等生理、病理现象。其中最常见的有循经感传、循经皮肤病和循经感觉障碍等现象。"循经性"则是各种经络现象的共同特征。

1.循经感传现象

循经感传现象是指用针灸、按摩、电脉冲等方法刺激穴位时，人体出现的酸、麻、胀等特殊感觉沿古典经络线路传导的现象。

本来这种现象自古有之，在《黄帝内经》中称为"气行"。如《黄帝内经》说："呼吸定息，气行六寸。"就是说，在一呼一吸之间，这种循经感传之气可走六寸的距离。

1972年，中国科学院生物物理研究所、北京大学生物系等单位协作在8个循经感传现象显著者身上，全面细致地观测出了十二经脉和奇经八脉。随后全国30家单位对总计约20万人进行了循经感传的调查。普查结果表明，循经感传在不同地区、不同民族、不同性别的人群中普遍存在，出现率为12%～25%。

2.循经性皮肤病

循经性皮肤病是指沿着经络循行线路分布的呈带状的皮肤病。相关资料显示，循经性皮肤病已发现有25个病种。

3.循经性皮肤血管功能反应

循经性皮肤血管功能反应是指在针刺后出现沿相应经络线路的红线、白线、丘疹及皮下出血等皮肤血管神经性反应。有人认为这种反应也许与自主神经功能有关，但是其行走的路线与血管、神经的走行不同。

4.循经性感觉障碍

循经性感觉障碍是指沿经络线路自主出现的麻木、痛敏、异常的感觉等感觉障碍现象。

除了上述通过肉眼观察和自身感觉到的循经感传现象之外，研究人员还利用皮肤电阻检测、放射性核素示踪、低频电信号检测、红外辐射成像等生物物理学技术，同样发现了古典经络现象的客观存在。

现在的问题是，古人所描述的经络现象、循行路线及其生理功能、病理反应确实存在，但不能在其相对应的位置上找到实实在在的物质基础。那么，经络的实质是什么呢？

人们从不同的角度提出了很多推测或假说，如经络就是血管的"脉管说""中枢兴奋扩散说""外周－中枢综合说""周围神经说""神经节段说"等，假说还有很多，但从目前来看，这些假说都不能完全解释经络现象和针灸的作用规律，只能从某个侧面反映经络的实质。

经络的实质究竟是什么？我们不得不承认，到现今为止，它仍然是困扰我们的千古之谜！古人是如何将这幅经络循行线路图精准地描绘出来的呢？也许古代气功理论和实践是古典经络系统形成的一个主要因素吧！

随着经络实质研究的深入，越来越多的研究者意识到，要在古代经络线上找到实实在在的经络的解剖结构似乎是不可能的。但是，现代物理学常识告诉我们，任何功能的体现都必须依托产生该功能的物质基础而存在，也就是说，经络现象及其功能也一定有其存在的物质基础。在此，我突然想起了现在很时髦的"暗物质说"。

"暗物质"是什么？在回答该问题之前，我们先要复习一下关于物质的三个层面。

物质的第一个层面是宏观的，就是我们可以感知到的，直觉可以看到的东西，比如人是一个物质，房子是一个物质，车子、桥梁都是物质。

物质的第二个层面是微观的，包括用肉眼看不到的东西，但我们可以借助仪器感知到、测量到，从直觉上认为它存在，比如说原子、分子、蛋白。

物质的第三个层面，就是超微观的物质。对这一类，我们只能理论推测，用实验验证，但是从来不知道它是什么，包括量子、光子。尽管知道粒子可以有自旋和能级、能量，但是我们真的很难通过直觉理解。这就是超微观世界。

暗物质就是超微观世界的一个大家族。接下来再给大家科普一下什么叫暗物质。

我们原来认识的宇宙的形态，是星球与星球之间通过万有引力相互吸引，你绕我转，我绕他转，星球们忙乱而有序。但后来，科学家通过计算星球与星球之间的引力发现，星球自身的这点引力，远远不够维持一个个完整的星系。如果星系、星球间仅仅只有现有质量的万有引力支持的话，宇宙就应该是一盘散沙。宇宙之所以能够维持现有秩序，是因为还有其他物质在发挥作用。而这种物质，到目前为止，我们都没有看到并找到，所以称之为暗物质。

暗物质有多少呢？科学家通过计算，要保持现在宇宙的运行秩序，暗物质的质量，必须5倍于我们现在看到的物质。

由于宇宙间的暗物质是无所不在的，人生存于宇宙之间，且中医学认为，人本来就是一个小宇宙，所以人体内也必然存在着大量的暗物质。这种体内的暗物质在某种力的作用或激发下，就有可能整合成一条条被我们称之为经络的信息通道。由于此说在此前尚无人提及，那就权且称作"机体暗物质通道"吧。

这当然只是笔者的一种猜测而已，是否具有合理性，答案只能留给未来了。

针灸不用药，何以能治病

前天，有个患者问我："医生，你这针灸的针上有没有药呀？"我答曰："没有药呀。"患者又问："没药怎么能治病呢？"这确实是一个问题！

要想说清楚这个问题，还得先从人体的生理构造说起。中医理论认为，人体内有一个"经络系统"，该系统由经脉和络脉两部分组成。经，有路径的意思；络，有网络的意思。经脉大多循行于人体深部，络脉循行于较浅的部位。经络在内连属于脏腑，在外连属于筋肉、皮肤，在人体内组成了一个网络系统，使人体变成了一个有机的整体。那经络系统有何作用呢？其作用大致有三：一是通行气血，濡养脏腑组织。《黄帝内经》说："经脉者，所以行血气而营阴阳，濡筋骨，利关节者也。"二是感应传导作用，即经络系统对外界的刺激，如针刺、艾灸等，有感觉传递和通道作用。

三是有调节机能平衡的作用，实验证明，针刺有关经络的穴位，可对相关脏腑机能产生调整作用，即原来亢进的可使之抑制，而原来抑制的可使之兴奋。说到针灸，就必然涉及穴位，因为针灸一般是在穴位上进行的。人体的穴位有很多，可分为经穴、经外奇穴和阿是穴三类。这些穴位是人体脏腑经络气血输注出入的特殊部位。针灸学记载，经穴有361个，若加上经外奇穴和阿是穴，总数则数以千计。为了使大家对经络和穴位的概念有一个更为直观的印象，让我们打个比方：人体的经络系统就像地球上的江河沟渠，纵横交错，穴位就像大大小小的湖泊、水库，星罗棋布，这个水系又可通过各种或明或暗的渠道互相联通。

前面说过，经络的主要作用是通行气血，人体的气血以流通为顺，而且血的流通还要靠气的推动，故中医学有"气为血之帅"之说，若是气运行不畅，血就会发生瘀滞，中医叫作"气滞血瘀"或"气虚血瘀"。如此看来，气对于人体的作用是非常重要的，所以中医认为"百病皆生于气"。那么，针灸为什么能治病呢？因为针灸的作用就是"调气"，就是通过针刺或艾灸等方式，作用于体表的穴位，再通过人体的经络系统，使气血得以调和，以达到防病治病的目的。

人们也许会问，一根针在穴位上扎一扎，如何就能调气呢？前面说过，穴位就像水库、湖泊一样，通过调节水位，能起到或蓄洪或灌溉的作用，而针灸就好像是调控阀门。其实，针灸的调气功能主要是"通"的作用，这个"通"的作用是如何实现的呢？稍微年长的朋友应该见过蜂窝煤炉吧，这种蜂窝煤烧一阵子之后，火力就不大了，原因是有些蜂窝孔被煤渣塞住了，这时，我们用一根铁探条在那些蜂窝孔里捅一捅，火势立马就大了。大家知道，这是因为气通了，氧气进去了的缘故。针灸针就是那根铁探条，在孔穴上提插捻转，气就通了，血就畅了，病也就好了。这或许就是针灸不用药也能治病的道理吧！

中医经络篇

　　我们在与患者的对话中，时常会遇到这样一种情况：

　　医生：XX女士（先生），您这种病适合做针灸治疗……

　　患者：医生，我前几天做了针灸，没效哦！

　　"做了，没效"，这话至少包含了两个方面的信息。以某个医生的治疗结果代替了整个疗法的结果。张医生没效，不一定李医生也会没效，这在逻辑上叫作"以偏概全"。这是其一。其二，说明针灸疗法和其他疗法一样并非时时有效，也有无效的时候。那么，既然是针灸的适应证，又为何无效呢？这里涉及的问题较多。例如，辨证是否正确啊？选穴是否得当啊？针刺手法是否合适啊？等等。此处我无意对影响针灸疗效的诸多因素做全方位的讨论，现仅就"守神"与"调气"

这两个方面，略加探讨。

《黄帝内经》说："凡刺之真，必先治神。"又说"用针之类，在于调气"。可见，治神与调气才是针刺获取疗效的关键。尽管前面所说的辨证与选穴也很重要，但针灸治病最终还是要落实到如何"用针"，就像药物治病最终要落实到如何"用药"一样。

接下来我们先说说如何"治神"。治神包括医生和患者两个方面。一是医生在针刺时一定要集中精神，专注意念，心无旁骛；手中持针，如临深渊，有如握虎，所谓"神无营于众物"。若医生在针刺时心不在焉，要想起到针刺调气的作用，可谓难矣！二是要守病人之神。如何守？古人说的比较玄奥，不易操作。我的临床体会是，患者在接受针刺治疗时，也应聚精会神，既不要紧张兮兮，也不要若无其事。要配合医生的治疗，悉心体会"针感"。有的患者，一边医生给他扎针，一边他却在打电话或是玩手机。如此要针灸有效，当然是困难的！

再说"调气"。调气即调和气机。《黄帝内经》说："凡刺之道，气调而止。"针刺治病，是以调和气机为目的的。那么怎样才能达到调气的目的呢？《黄帝内经》做了肯定的答复："气至而有效。"所谓"气至"，临床上称为"得气"，得气即针感，即用针刺穴位后，经一定的手法操作或较长时间留针，使经脉之气发生某种特殊反应，主要表现为酸、麻、胀、重等感觉；行针者觉得针下沉紧，如鱼上钩。正如金元时期的著名针灸医家杜汉卿在其《标幽赋》中所说："气之至也，如鱼吞钩饵之浮沉；气未至也，如闲处幽堂之深邃；气速至而速效，气迟至而不治。"说明针刺的关键就在于是否能"得气"。

那么如何才能"得气"呢？方法很多。若进针后气未至，则可以手循摄、以爪切掐、以针摇动、进退搓弹、留针候气等，这些均是寻求得气的方法。至于具体操作方法，那是专业医生的事情，此处就不细谈了。尚需补充的是，快速进针也是"得气"的重要方法，甚至是"得气"的基础。大家知道，一颗子弹的质量很轻，它却可以穿透钢板，其力量就来自于速度，速度产生能量。同理，快速进针也可产生能量，能量就是"气"，气在人体局部的积聚变化，就会带来酸、麻、胀、重的针感，即是"得气"。因此，快速进针不仅能极大地减轻进针时患者的疼痛，而且又能快速形成针感，无疑应该成为针灸医生必须练就的基本功之一。

取穴不准，疗效不稳

近来，时常接到患者朋友的电话或微信，咨询某穴位在哪里？如何定位？穴位若取得不准会影响疗效吗？诸如此类的问题。看来，与穴位相关的科普还是有必要的。

穴位，又称腧穴、气穴、骨孔、砭灸处等。穴位是人体脏腑经络之气输注于体表的部位，它与人体的经络密切相连，而经络又分别与相应的脏腑相连，这样就使穴位、经络、脏腑间的相互联系不可分割，形成了一条条"信息高速公路"。穴位是针灸、推拿、敷贴等的施术部位，穴位定位不准，信息的传递就不畅通，或出现信息传递错位，那对疗效的影响就是必然的了。

人体的穴位很多，仅十四条正经上所发现的穴位就有361个，如何给这些穴位定位，历代医家总结出了以下3种方法。

一、骨度分寸定位法

所谓骨度分寸就是将人体各个相对独立的部位从横、直两个维度规定出一定的尺寸，临床取某一具体穴位时，再根据取穴部位骨度的全长，用手指划分为若干等份，即可给所需的穴位定位。无论男女、老少、高矮、胖瘦均可按这一标准测量。

分部	部位起止点	常用骨度	度量法	说明
头部	前发际至后发际	12寸	直寸	如前发际不明，从眉心量至大椎穴为18寸，眉心至前发际为3寸，大椎穴至后发际为3寸
	耳后两完骨(乳突)之间	9寸	横寸	用于量头部的横寸
胸腹部	天突(胸骨上窝正中)至胸剑联合	9寸	直寸	1.胸部与胁肋部取穴直寸，一般根据肋骨计算，每一肋骨折作1寸6分；2."天突"指穴名的部位
	胸剑联合中点至脐中	8寸		
	脐中至横骨上廉(耻骨联合上缘)	5寸		
	两乳头之间	8寸	横寸	胸腹部取穴的横寸，可根据两乳头之间的距离折量。女性可用左右缺盆穴之间的宽度来代替两乳头之间的横寸

分部	部位起止点	常用骨度	度量法	说明
背腰部	大椎以下至尾骶	21椎	直寸	背部腧穴根据脊椎定穴。一般临床取穴，肩胛骨下角相当第7(胸)椎，髂嵴相当第16椎(第4腰椎棘突)
	两肩胛骨脊柱缘之间	6寸	横寸	
上肢部	腋前纹头(腋前皱襞)至肘横纹	9寸	直寸	用于手三阴、手三阳经的骨度分寸
	肘横纹至腕横纹	12寸		
侧胸部	腋以下至季胁	12寸	直寸	季胁指11肋端
侧腹部	季胁以下至髀枢	9寸	直寸	髀枢指股骨大转子
下肢部	横骨上廉至内辅骨上廉(股骨内髁上缘)	18寸	直寸	用于足三阴经的骨度分寸
	内辅骨下廉(胫骨内髁下缘)至内踝高点	13寸		
	髀枢至膝中	19寸	直寸	1. 用于足三阳经的骨度分寸； 2. "膝中"的水平线：前面相当于犊鼻穴，后面相当于委中穴
	臀横纹至膝中	14寸		
	膝中至外踝高点	16寸		
	外踝高点至足底	3寸		

二、自然标志取穴法

人体的自然标志有两种：一种是不受人体活动影响而固定不移的标志，如五官、指（趾）甲、乳头、肚脐等，称作"固定标志"；另一种是需要采取相应的动作姿势才会出现的标志，包括皮肤的皱襞、肌肉的凹陷、肌腱的显露以及某些关节间隙等，称作"活动标志"。自然标志定位法是临床上常用的取穴方法，如两乳中间取膻中穴，握拳在掌后横纹头取后溪穴等。

三、手指同身寸取穴法

以患者的手指为标准来定取穴位的方法称为"手指同身寸取穴法"。因各人手指的长度和宽度与其他部位有着一定的比例，所以可用患者本人的手指来测量定穴。医者可根据患者的高矮胖瘦与自身对照而做出适当伸缩后，用自己的手指来测定穴位。同身寸法有以下几种，各有一定的适用范围。

1.中指同身寸

患者的中指中节屈曲时内侧两端纹头之间作为1寸，可用于四肢部取穴的直寸和背部取穴的横寸。

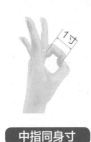

中指同身寸

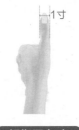

拇指同身寸

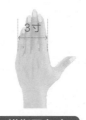

横指同身寸

2.拇指同身寸

以患者拇指指关节的横度作为1寸，此法也适用于四肢部位的直寸取穴。

3.横指同身寸

将患者的食指、中指、无名指和小指并拢，以中指中节横纹处为准，四指横量作为3寸。

4.简便取穴法

此法是一种简便易行的取穴方法。如站立时两手自然下垂，中指端取风市穴；两手虎口自然平直交叉，在食指端到达处取列缺穴等。

以上几种取穴法，根据不同的穴位可单独选用，有时也需两法或三法结合使用，才能取穴更为准确。

火针
——针、灸一体的中医疗法

火针的出现，有悠久的历史，早在战国时期的《黄帝内经》中，就有关于火针的记载。该书中记载了九种不同形式的古代针具，其中的"大针"即指的是火针，也有人认为，'大'即'火'字的笔误。在《黄帝内经》中又将火针称为"燔针"（燔者，焚烧之意），用火针治病的方法称为"焠刺法"。《黄帝内经》云："焠刺者，刺寒急也。热则筋纵不收，无用燔针……治在燔针劫刺，以知为数，以痛为腧。"其指出了火针的取穴和针刺方法。由此可见，早在《黄帝内经》时代，火针就已成为我国医学的重要组成部分。

此后的历代医家，都对火针的运用和发展做出了贡献。随着时代的发展，火针疗法逐渐完善，到明代达到鼎盛阶段。新中国成立后，特别是近些年来，随着传统文化的复兴，中医和针灸得到

中医

了推广和普及，火针疗法也随之受到重视，其临床应用的范围也有了进一步的扩大。下面我们就将这一古老疗法的基本理论、方法及临床应用做一些简要的介绍。

一、火针疗法的治病机理

火针疗法是将特制的针体经加热烧红后，采用一定的手法刺入人体的腧穴或部位，以达到祛疾除病目的的一种针刺方法。那么，火针治病的道理何在呢？我们知道，火针是融针刺与火灸于一体，既具有针刺的作用，又同时兼有火热的温通功能。物理常识告诉我们，凡液态之物，遇温则行，遇寒则凝，故人体之气血天性喜温而恶寒。火针疗法正是借助其火力激发经气，温通经络，调和气血，从而起到祛邪治病的目的。

施用火针疗法需备有规格不同的火针数枚。根据针体直径的大小分为粗、中、细三种，可根据不同的针刺部位和不同的病证选用适宜的火针。此外，还需酒精灯一盏，内盛95%的酒精适量（不宜一次存放过多，够用一次就行，以免施术时不慎碰翻灯具引发火情），以及常规消毒液。

施术前，应根据患者的性别、年龄、体质及病情选择适宜的针具；按照施术的要求调整好患者的体位，常用的体位为仰卧位、侧卧位、俯卧位、仰靠坐位、俯伏坐位及侧俯坐位等，应以施术者操作方便、病人舒适为原则；同时应妥善与患者沟通，稳定患者的情绪，尽量消除病人对火针的恐惧心理。体位摆好之后，再给针刺的穴位定位，一般一次可取1～3个穴位，然后给穴位进行常规消毒。术前的准备工作必须做得充分细致，对顺利施术是十分重要的。

施术时，医者右手握笔式持针，且靠近针刺部位，将针尖伸入酒精灯的外焰中，外焰燃烧充分，温度高，烧针快，针体不易被熏黑。根据针刺所需的深度，决定针体烧红的长度。待针体烧红后，迅速准确地刺入预先选定的穴位。进针角度一般以垂直为多，但对于疣、赘生物等可采用斜刺法。至于进针的深度要综合考虑针刺部位、病证性质、体质强弱及季节等多方面的因素。一般而言，胸背部的穴位不超过3毫米，四肢部位可刺入10毫米左右；一般对于实证，或身体肥胖者可适当深刺。火针疗法多是快进快出，一般不需留针，但治疗肿块、脂肪瘤、淋巴结核以及疼痛等病证时，一般需要留针2～5分钟。针完之后，将火针提离皮肤，迅速用干棉球按压针孔，可以减轻疼痛。若针孔有少量出血，不必止血，待其自然止血后用干棉球擦拭干净即可。若属脓肿或粉瘤等疾病，针后应促使脓汁排出，然后给予适当加压包扎。

针刺完毕后，应向患者交代注意事项。针后当天如出现针孔高突、发红、瘙痒等现象，这是机体对火针的正常反应，无须处理，也不宜搔抓，以免范围扩大。针后当天不要洗澡或洗澡时尽量避免针孔被污染。火针期间忌食生冷食物并禁房事。

火针一般隔日一次，3～6次为一个疗程。若是治疗慢性病，针刺间隔时间和疗程均应适当延长。

二、常见疾病的火针治疗

1.面肌痉挛

面肌痉挛，中医称作面瞤，是一种阵发性面部肌肉跳动或抽动的顽固性疾病。无论针灸、吃药，治疗效果均不理想，据临床观察，火针治疗该病有较好疗效。

（1）取穴：阿是穴。这里顺便解释一下，所谓阿是穴是以病痛局部或压痛点作为穴位，又叫"天应穴""不定穴"。这类穴位一般都随病而定，没有固定的部位和名称，当医者查病时，以手按压某部，患者感到或快或痛，即云阿是，故而得其名。

（2）刺法：用细火针，点刺不留针，深度为1～2分，每个抽痛点点刺1～3针。每隔2～3天治疗一次，3次为一个疗程。一般一个疗程即可见效。面肌痉挛患者平时应注意休息，避免情绪激动，免受风寒。

2.肩关节周围炎

此病中医称作漏肩风、五十肩，简称肩周炎。以单侧或双侧肩关节酸重疼痛、运动受限为主症，多发于50岁左右。

（1）取穴：听宫、条口、阿是穴。

（2）刺法：先以毫针刺听宫、条口，听宫直刺1寸，条口深刺2寸，不留针。再以中粗火针刺阿是穴，点刺不留针。

毫针、火针并用治疗肩周炎效果很好，轻型患者一次即可见效，重型患者治疗10次左右可基本痊愈。

穴位按摩——最古老的医术

按摩又叫"推拿""按蹻"等，是人类最古老的一门医术。其可能发源于人类的自我防护本能。原始社会的人类在繁重而艰苦的生产劳动过程中，难免发生损伤和疼痛，他们会不自觉地用手抚摸伤痛处及其周围部位。当他们感到这种抚摸能使疼痛减轻后，有思维的原始人就从体会中逐渐积累了经验，由自发的本能逐渐发展到自觉的医疗行为，再经过不断的总结、提高，于是就形成了古代的按摩医术。

一、按摩的基本作用

按摩的基本作用大致可归纳为以下五个方面。

1.疏通经络

人体的气血在周身流通，无处不到，无处不通。不通处即是病痛处。按摩可使局部微循环瘀滞之处得以疏通，以使百脉流畅，五脏安和。

2.促进气血运行

"气血不和，百病乃变化而生"。推拿按摩具有调和气血，促进气血运行的作用。其作用途径有二：一是通过健运脾胃，使"后天之本"强健，气血生化之源旺盛，则气血的运行更加和畅；二是经络的疏通加强了肝的疏泄功能。肝气调达舒畅，则气血调和而不致发生瘀滞。

我们若将人体比作一个密闭的充满液体的容器，当你挤压揉按该容器的任何一处时，该容器的其他地方都将会受到不同程度的波及。按摩对人体气血的影响与此有几分相似。

3.调整脏腑功能

点按脾俞、胃俞穴能缓解胃肠痉挛、止腹痛；在肺俞、肩中俞施用"一指禅"推法能止哮喘。临床实践表明，按摩对脏腑的不同状态，具有双向的良性调整作用。所谓"双向良性调整作用"，指的是在一定的手法作用下，能使功能亢进的状态得以抑制，或使功能低下的状态得到改善或加强。如揉按内关穴，既能使高血压患者的动脉压下降，也能使处

中医

于休克状态的患者的动脉压上升；揉按足三里穴，既能使分泌过多的胃液减少，也可使分泌不足的胃液增多。

4.滑利关节

推拿滑利关节的作用主要表现在三个方面。一是通过手法促进局部的气血运行，消肿散瘀，改善局部营养状态，促进新陈代谢；二是运用适当的手法活动关节，松解粘连；三是运用整复手法纠正"筋出槽"，调整关节错缝，从而起到滑利关节的作用。

5.增强人体的抗病能力

按摩能预防感冒，能增强人体的免疫功能。

以上虽然介绍了按摩的五个方面的基本作用，其实这些作用都是彼此关联的，密不可分的。其中疏通经络，促进气血运行应是按摩发挥作用的基础。

临床实践和实验研究表明按摩对人体各个系统均有不同的作用。按摩后能使血流加速并能改变血液的高凝状态，改善微循环和脑循环，预防脑血管病的发生。比如在头面部、颈项部按摩后，脑血流量显著增加，使人感到神清目爽、精神饱满；揉按肺俞、定喘、风门等穴能改善呼吸系统的通气和换气功能，经常按摩可防治慢性支气管炎、改善肺气肿症状；揉按足三里、按摩腹部可调整胃肠道的蠕动，促进消化吸收，增强排便功能。按摩对人体的运动神经系统功能也有明显的改善。

此外，经常在面部按摩，还可去除皮肤表面的分泌物，促进已死亡的表皮细胞的脱落，并能延长表皮细胞的衰老过程，改善皮肤的营养状态，从而增加皮肤的光泽度和弹性，起到美容的效果。

二、按摩也讲究"补泻"

按摩，作为一种防病治病的疗法，与中医其他疗法一样，也是讲究"补泻"的。因为人体有虚实，病证也有虚实，故按摩时就得遵循"虚则补之，实则泻之"的原则。这里有必要先弄清楚推拿补泻的实质是什么？所谓"补法"，即手法在经络穴位或特定部位施用后所体现的治疗效果能扶助人体正气或增强人体组织某一功能的，就是"补"法；凡能祛除体内病邪或抑制组织器官功能亢进的，就是"泻"法。那么，推拿的补泻，没有"补药"或"泻药"进入体内，它是如何实现的呢？历代的中医人在长期的医疗实践中，对推拿的补泻作用进行了不断地总结，并积累了丰富的经验。有关按摩补泻的方法大致可分为以下几种：

1.按经络的循行来分

顺经络循行方向的操作为补法；逆经络循行方向的操作为泻法。关于"经络循行方向"，此处有必要进一步解释一下。我们人体的正经有十二条，即手足三阴经和手足三阳经。其在四肢的分布：阴经分布在内侧面，阳经分布在外侧面。它们大致的走向：手之三阴，从胸走手；手之三阳，从手走头；足之三阳，从头走足；足之三阴，从足走腹。比如，手太阴肺经的循行，即从胸部出发，出腋下，沿上肢内侧前缘下行，经过肘窝，直到拇指指端。如果我们要按摩肺经，且需行"补"法，那就得从上往下按，若行"泻"法则相反。余经仿此。

2.按血流方向来分

向心性的操作为补法，离心性的操作则为泻法。

3.按手法的运动方向来分

顺时针方向的手法为补法，逆时针方向的手法则为泻法。

4.按手法的刺激强度来分

轻刺激的手法为补法，重刺激的手法则为泻法。

5.按手法的频率来分

频率缓慢的手法为补法，频率急速的手法则为泻法。

6.按治疗时间来分

治疗时间长的操作方法为补法，治疗时间短的操作方法则为泻法。

这里需要指出的是，所谓推拿的补泻作用，只有把手法与治疗部位（或经络穴位）及相关病证结合起来，才有实际意义，才能体现出补、泻的实际效果。

中药 篇

四气
五味

中药的四气五味

　　什么叫中药？中药是指以中国传统医药理论指导其采集、炮制、制剂，说明其作用机理并指导其临床应用的药物的总称。

　　大家也许会好奇，这些被称为中药的树皮、草根是如何治病的，其作用机理是什么？这就涉及了中药的性能，其中四气、五味，就是中药的主要性能之一。

　　中药四气，最早记载于《神农本草经》。该书中明确提出了药有"寒、热、温、凉"四气的概念。到了宋代的寇宗奭所著的《本草衍义》，为了与香、臭之气区别，认为"凡称气者，即是香、臭之气，其寒、热、温、凉则是药之性"。并将"气"改为"性"，即"四气"又称"四性"。故后世本草有称"四气"者，也有称"四性"者，其义相通，同时并存，沿用至今。

上文已明言，四气指的是药物的寒、热、温、凉四种药性，主要反映药物对人体阴阳盛衰、寒热变化的影响，是药性理论的重要组成部分，是说明药物作用性质的主要依据之一。

寒凉与温热是相对立的两种药性，其中寒凉属阴，温热属阳。寒与凉、温与热分别是同一类药性，仅有程度上的差异，即"凉者，寒之轻……温者，热之次"。有的药物还标以"大热""大寒""微温""微凉"等，是对中药四气程度的进一步细化。从本质上讲，四性只有寒与热两性的区分。此外，尚有一类药物称为"平性"，也就是该类药物的寒热性质不明显，对机体的寒热病理变化影响不大。实际上，平性也只是相对的，也有偏温、偏凉的不同，仍未超出四性的范围。因此，习惯上仍称四气而不称五气。

寒热温凉，如果是作为一种气候的概念，我们可以用温度计加以测量，它是一个具体的概念。但是作为中药的寒热性质用温度计是测不出来的，那中药的寒热温凉是如何给予定性的呢?《黄帝内经》说："所谓寒热温凉，反从其病也。"《神农本草经百种录》中明确指出："入腹则知其性。"说明药性之寒热温凉的确定，是依据患者服药后，药物对机体寒热病证所产生的不同效应而概括出来的，是与所治疾病的寒热性质相对而言的。比如，石膏、知母能治疗热性病证，其药性即属寒凉；附子、干姜能治疗寒性病证，其药性则属温热等。另外，有些药物的寒热性质则是通过人的感官直接体验出来的。比如薄荷入口有凉爽感，其性属"凉"；生姜入胃有温热感，其性属"温"。有些药物还可以从其生长环境或生长周期等来推导其寒温性质。比如生长于阴凉、水湿之地的植物，其性多属寒凉；生长在向阳、干燥之地的植物，其性多属温热等。

一般而言，寒凉药具有清热、泻火、解毒等作用，温热药具有温里、散寒、助阳等作用。

中药的五味也是药物的主要性能之一。五味的起源多与烹饪、饮食有关。自《神农本草经》提出药有"酸、咸、甘、苦、辛"五味，并将其作为药性标志以来，历代本草均遵循之。其实，除了酸、咸、甘、苦、辛这五种基本的药味之外，还有淡味和涩味。前人受五行学说的影响，将淡附于甘、涩附于酸。因此，习惯上仍称五味而不称七味。其中，辛甘淡属阳，酸苦咸属阴。

中药的五味是如何确定的呢？从中药学的发展历史来看，应该包括两个方面。其一是"口尝之味"。最初，五味的本义是指药物的真实滋味，即由人体味觉器官直接感知的味道，如黄连味苦、乌梅味酸、生姜味辛、甘草味甘等。且发现药物的滋味与其作用之间有一定的关联性。如《黄帝内经》将其概括为"辛散、酸收、甘缓、苦坚、咸软"。其二是"功能之味"。随着临床实践的不断深入和用药经验的逐渐积累，人们发现建立在真实滋味之上的味效关系对很多药物的功效已难以解释。比如山楂味酸，却并无收敛固涩的功效。因此就产生了以功效类推定味的方法，从而产生了抽象之味。比如麻黄并无明显的辛味，因其具有较强的发散作用，故将其定为辛味；白芍并无甘味，因其具有补血之功，故定为甘味。由此可见，人们对药物五味的认识，经历了从口尝之味到功能之味的认知过程。尤其是功能之味，是对药物实际效用的总结，对临床用药具有更直接的指导意义。五味是药物功效的重要标志，不同的药味代表不同的功效。

1.辛味"能散能行"

"散"就是发散，主要用于表证，如感冒等。"行"的含义有二：一是行气，主要用于气滞证；二是行血，主要用于瘀血证。一般而言，解表药、行气药和活血化瘀药多具有辛味。

2.甘味"能补、能和、能缓"

"补"就是补虚，主要用于各种虚证，如黄芪补气、当归补血。"和"的含义有二：一是和中，调和药性，主要用于缓和某些药物的毒性或峻烈之性，并顾护中焦脾胃。如"十枣汤"中，用大枣十枚与甘遂、芫花、大戟等峻下逐水药同用，即是此意；二是调和药味，主要用于调整或矫正处方中药物的滋味，便于服用。比如蜂蜜、甘草就常充当此角色。"缓"就是缓急止痛，主要用于胸腹、四肢拘急疼痛，常用药物如甘草、白芍等。一般而言，补虚药多具有甘味。

3.酸（涩）味"能收、能涩"

收和涩即收敛固涩，主要用于体虚多汗、肺虚久咳、久泻肠滑、遗精滑精、遗尿尿频、崩带不止等滑脱证。如五味子敛汗、乌梅敛肺止咳、肉豆蔻涩肠止泻、山茱萸涩精止遗、赤石脂固崩止带等。一般而言，收涩药多具有酸味或涩味。

4.苦味"能泄、能燥、能坚"

"泄"的含义有三：一是清泄，即清热泻火，主要用于火热病证，如栀子、知母等；二是降泄，即降逆，主要用于肺胃之气上逆证，如苦杏仁降肺气、半夏降胃气；三是通泄，即泻下通便，主要用于便秘，如大黄泻下攻积。"燥"即燥湿，根据其药性寒温之不同，又有苦温燥湿和苦寒燥湿之分。前者多用于寒湿证，如苍术苦温燥湿；后者多用于湿热证，如黄柏清热燥湿。"坚"即坚阴，又称泻火存阴，多指苦寒药物通过清热泻火作用，以利于阴液的保存，治疗阴虚火旺证。如黄柏能制下焦之虚火，去火可以保阴。一般而言，清热药、泻下药、止咳平喘药、降逆止呕药、燥湿药多具有苦味。

5.咸味"能下、能软"

"下"即泻下，主要用于便秘，如芒硝泻下通便。"软"即软坚散结，主要用于痰核、瘿瘤、症瘕痞块等，如昆布、海藻能软坚散结。

6.淡味"能渗、能利"

渗和利即渗湿利水，主要用于水肿、小便不利等，如猪苓、茯苓、泽泻皆淡渗之物，其用在于利水。

尚需补充的是，凡物有味必有气，气与味是构成药物性能的重要元素，两者紧密相连，不可分割。一般而言，药物气味相同，则其功用相似；若药物气同味异或味同气异，其功用则同中有异；若药物气味不同，其功用也就不同；还有的药物一气多味者，往往其功用广泛。因此，临床用药必须重视气与味的组合，才能全面了解药物的确切功效。

中药的配伍讲究君臣佐使

对于中药的使用，有时用单味药即可治疗某些轻浅的病证，但对于一些较为复杂的、较为严重的病证就必须使用两味或多味药物配合应用方能奏效。如何将多味药物进行合理地、有机地组合，这就涉及一个组方原则的问题了。正如清代名医徐灵胎所说："药有个性之专长，方有合群之妙用。"药物通过适当配伍，增强或改变药物各自的功用，调其偏性，制其毒性，消除或减缓其对人体的不良反应，发挥药物间相辅相成或相反相成的综合作用，使各具特性的药物组合成为一个新的有机整体，以适应复杂病证的治疗需要。

中医在长期的临床实践中，探索并总结出了一套行之有效的配伍组方原则，叫作"君臣佐使"。什么意思呢？下面我们来看看它的具体含义。

君臣佐使的组方原则，最早见于《黄帝内

经》，其曰："主病之谓君，佐君之谓臣，应臣之谓使。"到明代有医家说："大抵药之治病，各有所主。主治者，君也。辅治者，臣也。与君药相反而相助者，佐也。引经及治病之药至病所者，使也。"接下来，根据历代医家的论述及名方组成的规律再进一步细化君臣佐使各部分在方剂中的具体作用。

1.君药

君药是方剂中针对主病或主证起主要治疗作用的药物。其药力居方中之首，是方中不可或缺的药物。一般君药仅一到两味，味数少且分量重，赖之以为主也。

2.臣药

一是辅助君药加强治疗主病或主证的药物，或是针对兼病或兼证起主要治疗作用的药物，其药力次于君药。一般臣药3~5味，味数较君药稍多且分量稍轻。

3.佐药

一是佐助药，即协助君、臣药以加强治疗作用，或直接治疗次要兼证的药物；二是佐制药，即制约君、臣药的峻烈之性，或减轻、消除君、臣药毒性的药物；三是反佐药，即根据某些病证之需，配伍少量与君药性味或作用相反而又能在治疗中起相成作用的药物。其在方中之药力小于臣药，一般用量较轻。

4.使药

一是引经药，即能引导方中诸药直达病所的药物；二是调和药，即具有调和诸药作用的药物。其在方中之药力较小，一般用量也较轻。

需要提及的是，临床用药，也不一定每首方剂都必须具备佐使药。若病情比较单纯，用一二味药即可奏效，或君、臣药无毒烈之性，有的则不需加用佐药；若主病之药能至病所，也就不必再用引经之使药。总之方剂中药味的多少，以及君臣佐使是否齐备，应视病情与治法的需要来确定，只要恰合病情，用药适宜，配伍严谨，主次分明即可。

先贤有言，治病如治国，用药如用兵。治国之道，君臣佐使，上下同心，各司其职。用兵之时，主攻辅攻，佯攻策应，间离向导，各显其能。若能仿此，组方用药之道毕已。

中药炮制是怎么回事

中药炮制是指药物在应用或制成各种剂型前必要的加工处理过程，包括对原药材进行一般的修治整理和部分药物的特殊处理。炮制是否得当，对保证药效、用药安全及便于制剂等都有十分重要的意义。中药炮制是我国特有的、传统的制药技术，古时又称"炮炙""修事"和"修治"等。中药炮制的目的有多种，大致可分为以下几个方面。

1.纯净药材

药材在采收、运输、保存的过程中，常混有杂质、泥土及霉败品或是保留着非药用部分，必须经过纯净处理，以保证药物的净度，使计量准确。如根类药材应洗去泥沙，皮类药材要刮去粗皮，枇杷叶应刷去毛，蝉蜕要去头足等。

2.减低毒性

通过炮制可以消除或降低药物的毒性、烈性或副作用。如川乌、草乌及附子等生用内服易于中毒，经炮制后，其有毒成分乌头碱水解为乌头原碱，其毒性大为降低。

3.增强疗效

有些药物经炮制后，可增加有效成分的溶出或增加有效成分含量，使药效增强。如生黄连中小檗碱在水中的溶出率为58.2%，而酒制黄连为90.8%，其炮制品明显高于生品。又如延胡索经醋制能增强行气活血止痛的作用。

4.改变性能

炮制可影响药物的归经、四气五味及升降浮沉，使其应用范围改变或扩大。如地黄生用凉血，若制成熟地黄则性转微温以补血见长；生莱菔子升多于降，用于涌吐风痰，炒莱菔子则降多于升，用于降气化痰，消食除胀；天南星性温而燥，长于燥湿化痰，以治湿痰、寒痰为宜，而经牛胆汁制后称胆南星，药性由温变凉，长于清热化痰，以治热痰证为优。

5.便于服用

一些动物药、动物粪便及有特殊臭味的药，经炮制后可矫味矫臭，便于患者服用。如醋炒五灵脂及麸炒白僵蚕，可避免服药时因异味而引起恶心呕吐。

6.便于贮藏和制剂

有些中药材是可以直接使用鲜品的，然而由于市场流通的需要，多种药材都需要干燥处理，才可贮藏、运输。如桑螵蛸需经过蒸制杀死虫卵后再干燥，可避免因虫卵孵化而失效。凡做汤剂的动植物药材，必须切制成一定规格的片、丝、块、段等，方有利于药效成分的煎出；多数矿物药需经过煅、淬等处理，使之酥脆，才便于煎煮或制剂。

为了达到上述目的，对于不同的药材，根据其用途而采用相应的炮制方法。归纳起来，大致可分为五类。

1.修制法

修制法主要包括纯净、粉碎和切制三道工序，为进一步加工、贮存、调剂、制剂做准备。

2.水制法

水制法是用水和其他辅料处理药材的方法。其作用主要在于清洁药物、除去杂质、降低毒性、软化药材、便于切制等。常用的方法有漂洗、闷润、浸泡、喷洒、水飞等。所谓"水飞"，是将不溶于水的矿物或贝壳类药物置于水中，反复研磨，再加入多量的水，搅拌，较粗粉粒即下沉，细粉混悬于水中，将此混悬液倾出，待沉淀后，分出，干燥，即成极细的粉末，如飞朱砂、飞炉甘石等。

3.火制法

火制法是用火对药物进行加热处理的一种方法。根据加热的方法、温度、时间的不同，可分为炒、炙、烫、煅、煨、炮、燎、烘等八种。火制法是应用最广泛的一种炮制方法。

4.水火共制法

本法既要用水，又要用火。基本方法有蒸、煮、燀、淬、炖。

此外，其他方法还有制霜、发酵、发芽、药拌等。中药炮制过程中，常会应用炮制辅料，主要有液体辅料（如酒、醋、蜂蜜、生姜汁、甘草汁、黑豆汁、胆汁、米泔水、麻油等）和固体辅料（如白矾、食盐、麦麸、稻米、豆腐、土、滑石粉、朱砂等）两大类。

中药使用有哪些禁忌

为了保证用药安全和药物疗效，故在使用中药时必须注意用药禁忌。中药的用药禁忌主要包括配伍禁忌、证候用药禁忌、妊娠用药禁忌及服药期间的饮食禁忌四个方面的内容。

一、配伍禁忌

所谓"配伍"，就是把两种或两种以上的药物配合起来同时使用。所谓配伍禁忌，是指某些药物配伍使用，会产生或增强毒副作用，或破坏和减低原药物的药效，因此临床应避免配伍使用。其内容包括中药配伍禁忌和中西药联合用药的配伍禁忌两个方面。

人们对中药的配伍禁忌有一个不断认识和发展的过程，且历代医家对配伍禁忌药物的认识都

中医

不太一致，到了金元时代才把药物的配伍禁忌概括为"十八反""十九畏"，并编成歌诀传诵至今。

1.十八反歌诀

"本草名言十八反，半蒌贝蔹及攻乌，藻戟遂芫俱战草，诸参辛芍叛藜芦"。即乌头反贝母、瓜蒌、半夏、白及、白蔹；甘草反甘遂、大戟、海藻、芫花；藜芦反人参、丹参、玄参、沙参、细辛、芍药。

2.十九畏歌诀

"硫黄原是火中精，朴硝一见便相争，水银莫与砒霜见，狼毒最怕密陀僧，巴豆性烈最为上，偏与牵牛不顺情，丁香莫与郁金见，牙硝难合京三棱，川乌、草乌不顺犀，人参最怕五灵脂，官桂善能调冷气，若逢石脂便相欺，大凡修合看顺逆，炮爁炙煿莫相依"。即硫黄畏朴硝，水银畏砒霜，狼毒畏密陀僧，巴豆畏牵牛，丁香畏郁金，牙硝畏三棱，川乌、草乌畏犀角，人参畏五灵脂，官桂畏赤石脂。

需说明的是，对于十八反、十九畏的认识，历来存在分歧。无论从文献研究、临床报道还是实验观察来看，有一部分同实际应用有些出入，目前尚无一致的结论。例如有些古方中就有相反、相畏药合用的例子。如感应丸中的巴豆与牵牛同用，甘遂半夏汤以甘草同甘遂并列，大活络丹中乌头与犀角同用等。因此，对于十八反、十九畏的正确态度是，若无充分的根据和用药经验，一般不可盲目地使用。

目前，随着中西医结合的兴起，有些医生喜欢中西药合用。也有些患者今天看西医，明天又去看中医，故常常出现中西药合用的现象。值得注意的是，若中西药联合应用不当也会产生不良反应，出现毒副作用而影响临床疗效，故必须掌握中西药的配伍禁忌。有些中西药合用，容易形成难溶性物质，比如四环素族抗生素及异烟肼等药，若与石膏、海螵蛸、石决明、龙骨、牡蛎等矿物质类中药合用，易生成难溶于水的络合物，影响前者的吸收，从而降低疗效；有的会出现酸碱中和，如山楂、山茱萸、五味子、乌梅丸、山楂丸、保和丸、六味地黄丸等酸性中药不应与氨茶碱、碳酸氢钠、胃舒平等碱性药合用，否则，两者疗效均受影响；还有的中西药作用类似，合用时因计量难于控制而易致中毒，如含有强心苷的中药万年青、夹竹桃、蟾蜍、救心丹、麝香保心丸等均不宜与西药强心苷合用。

中西药配伍禁忌的内容还有很多，此处不便逐一列举。若要妥善解决好这一"配伍"问题，最根本的方法是中西药物不要同用。因为"中西医结合"并不一定是"中西药结合"。若一定要中西药合用，我个人的建议是将中西药分开服用，最好能间隔2~3个小时。

二、证候禁忌

由于药物具有寒热温凉和归经等特点，因而一种药物只适用于某种或某几种特定的证候，而对其他证候无效，甚或出现反作用。此时，对其他证候而言，即为禁忌证。如便秘有阴虚、阳虚、热结等不同，大黄只适用于热结便秘，而阴虚、阳虚便秘就是大黄的禁忌证。实际上，所谓的证候禁忌，就是不辨证或辨证不准确的用药所导致的，临床上很多按西医的方式使用中药"对症治疗"者，多犯此类错误。

三、妊娠禁忌

所谓妊娠禁忌药，是指对妊娠母体或胎儿具有损害作用，干扰正常妊娠的药物。根据药物作用的强弱，一般分为禁用和慎用两类。禁用的药物大多毒性强、药性猛烈，如巴豆、牵牛子、斑蝥、麝香、水蛭、三棱、莪术、芫花、大戟、甘遂、商陆、水银、轻粉、雄黄等。慎用的药物主要有活血破血、攻下通便、行气消滞及大辛大热之品，如桃仁、红花、乳香、没药、王不留行、大黄、枳实、附子、干姜、肉桂、天南星等。一般而言，大凡禁用的药物，绝对不能使用；慎用的药物，可以根据病情的需要斟酌使用。

四、饮食禁忌

饮食禁忌是指服药期间对某些食物的禁忌，简称"食忌"，俗称"忌口"。食忌包括病证食忌和服药食忌两方面的内容。

1.病证食忌

病证食忌是指治疗疾病时，应根据病情的性质忌食某些食物，以利于疾病的痊愈。如温热病证应忌食辛辣、油腻之品，寒凉病证应忌食生冷寒凉之品。

2.服药食忌

服药食忌是指服药时不宜同吃某些食物，以免降低疗效或加剧病情或变生他证。如服用人参时忌食萝卜，服用常山忌食葱，服用鳖甲忌食苋菜，服用地黄、何首乌忌食葱、蒜、萝卜，服用土茯苓、使君子忌饮茶等。

中药，是药三分毒吗

中医有"是药三分毒"之说，也未曾考证出于何典，依愚之见，此语大致有三层意思。

其一，凡药皆有偏性，如偏寒、偏热、偏温、偏凉。

即使是所谓的平性，也只是说其偏性不太明显罢了。中药之所以能治病，就是以药物之偏来纠正人体之偏，故有"寒者热之""热者寒之"，即用其性偏热之药来治疗人体的寒病，用其性偏寒之药来治疗人体的热病。药物之偏性即药物之毒性。

其二，中医所说的药物的毒性与现代医学所说的毒副作用不完全一样。

中医讲究辨证用药，若药证相应，药即无毒。

如前面所说的以偏纠偏，使人体达到阴阳平衡，药物就显示其治疗作用而不显其毒性。若药不对证，以寒治寒，以热治热，犹如抱薪救火或如雪上加霜，使本已偏颇之体更加失衡，此时则尽显药物之毒性。

其三，药物的毒性与用药的剂量有关。

古人云："物无美恶，过则为灾。"凡事皆有度，适量就好。砒霜乃剧毒之药，但少量砒霜，用之得法，可治癌症；饭食过量，轻则伤人胃肠，重则亦可死人，遑论药物哉！

中医养生篇

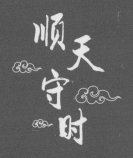

养生是一个系统工程

作为一位医务工作者，近年来，我觉得身边的人最明显的变化是健康意识越来越强了。当我们踏着夕阳的余晖街头漫步时，不经意间你会发现，各种健身操、广场舞此起彼伏，各类瑜伽馆、养生馆如雨后春笋，三五成群的疾走慢跑者络绎不绝，好一派全民健身的繁忙景象。有人说前些年人们是拿健康来博取财富，现在好些人则到了用金钱去买健康的时候了。依我看，若拿钱真能买到健康，亦不失为一件好事，俗话说，亡羊补牢，犹未晚矣！但客观地看，金钱和健康之间并无等值的属性。有时候即使你怀揣千万也换不回你的健康，有时候只要你善于摄生、善于保养，健康也许就会慢慢地、不知不觉地回到你的身边。当你回过头来一看，喔！好像也没花太多的钱。据我观察，当前人们的健康意识虽然普遍有所增强，但是真正懂得养生之道的人并不多，人们对于养生的理解大多局限在两个方面，一个是形体锻炼，另一个是药品保健。这两方面虽然也是养生的内容，但要想切实起到养生的作用，仅凭这两点是远远不够的。近年来，本人对《黄帝内经》中的"上古天真论""四气调神大论""天年"等养生的内容反复研读，并对身边的各类养生人群进行观察，体悟到中医养生是一个包括饮食、起居、运动、心态调节、疾病预防等诸多方面综合干预的系统工程。其中任何一项做的不到位，都势必会影响该工程的整体质量。因为，合理的饮食、规律的作息、科学的锻炼、平衡的心态以及疾病的预防等几大养生保健措施构成了健康的基石，就好像"木桶效应"的几块木板，其中任何一块出现破损或短缺，都会影响养生的效果，并决定着我们养生成就所达到的高度。所以，我们时常看到网友吐槽，说养生保健并无大用，说某某没少跑步，吃保健品没少花钱，该病的还是病了，该"走"的还是走了……其实，古人早就认识到养生水平不同，其结果也有差异，并将其分为"真人""至人""圣人"和"贤人"。再有下等未入流的则称为"不肖""愚人"。《黄帝内经》原文说："余闻上古有真人者，提挈天地，把握阴阳，呼吸精气，独立守神，肌肉若一，故能寿敝天地……其次，有贤人者，法则天地，象似日月，辩列星辰，逆从阴阳，分别四时，将从上古合同于道，亦可使益寿而有极时。"也就是说，上古真

中
医

人，那些修真得道之人，即养生水平最高的人，他们能够"提挈天地，把握阴阳"，能够掌握天地自然界的规律，能够把握阴阳并借此而养生，故能与天地同寿而长生不老，无有终时。当然，长生不老只是自古以来人类的一种追求而已，但高水平的养生者能达到天赋的寿命应该是毋庸置疑的。

我在此要提醒诸位：养生是有大学问的，既要懂养生之道，又要切实践行；既要遵循养生的各项通则，又要结合自身的实际情况制订因人制宜的措施并持之以恒地加以落实；既要养形，更要养神；既要"顾此"，也不能"失彼"，做到养生全方位。若能如此，我们离古之"贤人"的标准也就不远了！

养生与天年

所谓养生，就是保养生命，就是采用各种方法，使人体达到健康长寿的目的。说到长寿，那要活到多少岁才算长寿呢？任何物种都有个自然寿命，我们叫它"天年"。天，就是自然；年，就是年寿。天年，就是自然赋予的寿命。有的物种可以活几百年，甚至上千年，人类的"天年"是多少？现代有学者提出，哺乳动物的个体寿命为其生长期的5~7倍，我们人体的生长发育期一般为25年，那么人的自然寿命应为125~175岁。从古代的相关传说到近现代关于长寿的世界纪录来看，这个天年之数应该还是可信的。当然，每个人的生长发育期不尽完全相同，有的短一点，有的人略长一点，一般以长出最后一颗智齿为其生长发育期的终点。

关于"天年"的含义一般包括两个方面，即

人类整体的天赋和个体的天赋。前面讲了整体的"天赋"，其实，个体的天赋也有很大的差异。有的人寿命长，能尽享天年；有的人寿命短一些，甚至夭折。个体的天赋主要涉及遗传因素，从中医理论来看，父母之精的强弱及和谐与否，是影响先天禀赋的重要因素。如：父母的身体状况、功能状态、精气是否充足等。明代医家张介宾在《类经》注释说："夫禀赋为胎元之本，精气之受于父母者也……凡少年之子多有羸弱者，欲勤而精薄也；老年之子反多强壮者，欲少而精全也。多饮者子多不育，盖以酒乱精，则精半非真而湿热胜也。"说明了父母之精的质量是子代体质的先天基础。所以，我们看到大多准备做父母的年轻夫妇备孕时，戒烟戒酒，否则，就有可能对后代产生影响。

接下来我们来谈谈养生与天年的关系。养生真的能够促进健康吗？真的能够延年益寿吗？对这一问题的回答大致可分为两种。一种人认为答案是肯定的。所以他们有较强的健康意识并积极参与养生；另一种人则认为寿命乃天定的，所谓"死生由命，富贵在天"。所以，这类人生活比较率性，想吃就吃，想喝就喝。有朋友问我对养生是否有益长寿的问题持何种态度？我的答案当然是肯定的。我们对任何问题都应全面地看，历史地看，通过大数据看，这样才能做到基本准确，有些个案常常会把我们带入以偏概全的陷阱。我们在长期的医疗实践和日常生活中，观察到有些天赋羸弱的人，因注意摄生保养常常能尽享天年；而那些先天禀赋敦厚，自恃身体强壮，不知道爱惜自己的身体，随意挥霍自己的健康的人，却是不及半百而衰，未尽天年而亡！这样的例子，古往今来，可谓举不胜举。《黄帝内经》告诫我们说："今时之人不然也，以酒为浆，以妄为常，醉以入房，以欲竭其精，以耗散其真，不知持满，不时御神，务快其心，逆于生乐，起居无节，故半百而衰也。"这段话正是古人从反面告诫我们养生保健的重要性和必要性！大家应该还记得三国时期的风云人物曹孟德吧，他在《龟虽寿》诗中吟道："神龟虽寿，犹有竟时。腾蛇乘雾，终为土灰……盈缩之期，不但在天。怡养之福，可得永年。"似乎也可视为古之智者对养生与天年之感悟吧！

顺天守时、法于阴阳

——中医养生的最高准则

《黄帝内经》曰："上古之人，其知道者，法于阴阳，和于术数，食饮有节，起居有常，不妄作劳，故能形与神俱，而尽终其天年，度百岁乃去。"这是古人关于养生的至理名言。"其知道者"，知，就是知晓、懂得；道，指的是养生之道。古人在这里明确地提出了养生所必须遵守的几个基本准则，第一就是"法于阴阳"。法，就是取法、效法，要效法阴阳的什么呢？我认为是要效法阴阳的变化及其规律，就是说养生的准则是将人和自然界阴阳的变化保持一致，比如春夏秋冬、昼夜晨昏都有阴阳的变化，人也要取法、遵从于自然界的这种阴阳变化，从作息时间的调整、饮食五味的调和以及精神意志的调摄等，来调养自己体内的阴阳，所以叫作顺天守时、法于阴阳，并将这一原则视为中医养生的最高准则。下面谈谈这一养生原则的具体措施。

"日出而作，日入而息"是顺天守时、法于阴阳的基本要求。据史料记载，古人的作息时间基本上是与太阳同步的，天亮起床，天黑安卧。在这一大的原则下，再根据春夏秋冬四季的变化，作息时间略有差异。即春夏二季，随着白昼逐渐变长，人们的活动时间也应相应地加长，即《黄帝内经》讲的，要"夜卧早起"，要适当晚点睡，早点起。秋季是一个寒暑之间的过渡阶段，此时阳气开始收敛，阴气开始上升，万物开始有下降之象。人们养生，要"早卧早起，与鸡俱兴"；到了冬三月，气候寒冷，阳气潜藏，人们就应该"早卧晚起，必待日光"，尽量去寒就温，不要扰乱阳气，以使阳气得以潜藏体内。

朋友们一定会说，你讲的那是古人的作息规律，现代人根本就做不到啊！是的，现代人，尤其是年轻人确实是难以做到。因为现在工作太忙，生活节奏太快，物质诱惑太多，若是比古人推迟一个时辰睡觉，也就是说，秋冬二季在9点左右、春夏二季在10点左右上床睡觉，对大多数人来说应该还是可以做到的。纵然再晚一点也不应超过11点吧！现在的问题是有部分人不到凌晨2、3点就是不上床，不到接近中午就是不起床。这完全是黑白颠倒，阴阳反作。他们以为，自己虽然睡得晚，但白天接着睡的时间不是也补齐了嘛，他们不知道做任何事都应该顺天时。该睡时就得睡，该起时就得起，否则就是有违天时，就是违背自然规律。想想看，你在与"天"作对能有好果子吃吗？这是在戕害人体的阳气，透支自己的生命！无奈现在的人接受的主要是西方文化，对中华传统文化了解不多，尤其是对"法于阴阳"的养生之道认识不足，即使是那些有点健康意识的人，他们心目中的养生概念基本上等同于体育锻炼，根本不懂"四时阴阳从之则生，逆之则死"的道理，否则哪还有那么多半夜三更还在KTV引吭高歌的人？哪还有那么多凌晨2、3点还在网上闲逛的"流浪汉"！

　　"春夏养阳，秋冬养阴"是顺天守时、法于阴阳的基本措施。《黄帝内经》说："春三月，此谓发陈。天地俱生，万物以荣。夜卧早起，广步于庭，被（同"披"）发缓形，以使志生；生而勿杀，予而勿夺，赏而勿罚。此春气之应，养生之道也。逆之则伤肝……夏三月，此谓蕃秀。天地气交，万物华实。夜卧早起，无厌于日。使志无怒，使华英成秀，使气得泄，若所爱在外，此夏气之应，养长之道也。逆之则伤心……"这段原文是告诉我们一年四季，季节不同，养生的方法也不一样，且违反了就会得相应的病证。现代天文学告诉我们，由于地球的自转和公转，这两种因素的结合，造成了春夏秋冬四季寒暑的变迁，奇妙的是自然界的万物都不约而同地随着四季气候变化而迈着"春生、夏长、秋收、冬藏"的步伐。我们人类虽是万物之灵，但也属于自然界的一员，免不了受四季阴阳、气候变换的约束。不过，人类与其他生物有所不同的是，人类会积极主动地去适应四季阴阳的变化，而其他生物可能多是被动地去接受。那么，我们应采取什么措施去主动适应四季阴阳的变化呢？前面提到的"早卧早起"是一个方面，另一方面，就是根据四时之气来调摄精神意志，使人的精神意志与四时阴阳之气相适应、相协调。四季阴阳变化的基本规律是春季阳气渐生，夏季阳气渐盛；秋季阳气渐敛，阴气渐生，冬季阳气闭藏，阴气渐盛。人体养生必与四时阴阳同步，于春夏之际，宜多思多动，适度出汗，动则生阳，保持思维活跃，情绪饱满，以应春生夏长之气；于秋冬之际，宜清心寡欲，微劳肢体，不使汗出，不宜扰动人体中下部之阳，使阴得生，以应秋收冬藏之气。

"顺天守时、法于阴阳"是中医养生的最高准则，是古老的中华民族关于养生保健的智慧结晶，正如《黄帝内经》中告诫我们说："夫四时阴阳者，万物之根本也。所以圣人春夏养阳，秋冬养阴，以从其根，故与万物沉浮于生长之门。逆其根则伐其本，坏其真矣。故阴阳四时者，万物之终始也，死生之本也。逆之则灾害生，从之则苛疾不起，是谓得道。"但令人遗憾的是，当今社会芸芸众生对这根本的养生之道或知之甚少，或淡漠视之，真令人扼腕矣！

养神为上——中医养生的重要特色

三国时期"竹林七贤"之一的嵇康在其《养生论》中说:"夫服药求汗,或有弗获;而愧情一集,涣然流离。终朝未餐,则嚣然思食;而曾子衔哀,七日不饥。夜分而坐,则低迷思寝;内怀殷忧,则达旦不瞑。劲刷理鬓,醇醴发颜,仅乃得之;壮士之怒,赫然殊观,植发冲冠。由此言之,精神之于形骸,犹国之有君也。神躁于中,而形丧于外。犹君昏于上,国乱于下也。"此文形象地说明了人之"神"与"形"的关系,并指出精神起着支配形体的作用。

中医历来重视"养神"在养生中的重要作用。《杂病源流犀烛》说:"太上贵养神,其次才养形。"故养生的根本要从"养神"做起。这也是中医的养生学说与西医的健康保健最主要的区别之一。有人对中、西方养生方法做过比较研究,发现中国养生更重视养神；而西方虽无"养生"一说，但其保健相对重视形体的锻炼。中医养生强调形与神必须兼养，且以养神为上，做到"形与神俱"。下面谈谈养神的具体方法。

养德以御神。人生活在社会中，难免有"七情六欲"，这些情、欲必须要与社会规范、伦理、道德、法律等相适应，方能有助于身心健康。不然，则会忧虑缠心，必将危害人的身心健康。"大德必得其寿"，故"仁者寿"。养生必先修德，行善积德，追求高尚的思想境界，以保持人体内在的和谐及人与社会的和谐，自然能益寿延年。

调情以怡神。中老年人随着年龄的增大，精力、体力不如往昔，或性格变得孤僻，或慢病缠身，或被生活中逆事所困，均会使情绪低落，或心烦易怒，或悲观绝望。心理失和，则阴阳失衡。所以调节情志，和怡精神，尤显重要。马克思说："一种最好的心情，比十服良药更能解除生理上的疲惫和痛楚。"调情怡神的方式有很多，自己觉得快乐而又不妨碍他人就行。

遵循孔子"知者乐水，仁者乐山，知者动，仁者静，知

 中医说

《黄帝内经》说："喜怒不节则伤脏，脏伤则病起于阴也。"又说"喜伤心""忧伤肺""恐伤肾""怒伤肝""思伤脾"。可见五脏的一系列病变都可由于神不内守而引起。

者乐，仁者寿"的养生之道，采取动、静、乐、养相结合的自我保健方法；参加一定的社会活动，加强人际交往，营造良好的社会生存环境；培养兴趣爱好，陶冶性情，减少心理压力。如写字、作画、音乐、舞蹈、下棋、钓鱼、养花、饲养宠物等均可促进身心健康。这里需要指出的是，刚才提及的这些活动虽然都含有怡情养性的元素，但一定要有平和的心态，不要带有任何的世俗功利。比如说下棋，您就得抱有娱乐为主、享受过程的心态，不要去争强好胜、看重谁输谁赢，否则，不但不能怡情，反而会伤身伤感情。我们的人生要尽量乐观豁达，做到知足常乐，不贪不妒，名利不苟求，喜怒不妄发。据统计，80岁以上的长寿老人，其中96%的人都是乐观者。

导引以敛神。无论导引、气功或是太极拳，其关键在于收心敛神，守神方能入静，做到精神内守、恬淡虚无、以达到"内无思想之患，以恬愉为务"，"志闲而少欲，心安而不惧"，进入一种"宠辱皆忘"的恬淡境界，"故主明则下安，以此养生则寿"。

正如嵇康《养生论》所说："守之以一，养之以和。和理日济，同乎大顺。然后蒸以灵芝，润以醴泉，晞以朝阳，绥以五弦。无为自得，体妙心玄。忘欢而后乐足，遗生而后身存。若此以往，庶可与羡门比寿，王乔争年。"愿诸君能仔细体会此中真意，人人都身心健康，个个能尽享天年！

中医「食疗」浅谈

"食疗"又叫"食治"或"食宜"。古人十分重视饮食对养生保健、治病防病的重要作用。据扁鹊云："安身之本，必资于食，救疾之速，必凭于药。不知食宜者，不足以存生也，不明药忌者，不能以除病也。斯之二事，有灵之所要也，若忽而不学，诚可悲夫。是故食能排邪而安脏腑，悦神爽志，以资气血。若能用食平疴、释情、遣疾者，可谓良工。"也就是说，作为一个优秀的医生在洞悉病源之后，若能食疗而愈者就应以食疗为先，食疗不愈，然后命药。可见食疗也是医疗的重要组成部分。

谈到食疗，就必须了解食物的性味及其与脏腑的关系，就像医生治病必须了解药物的性味功效一样。人体对于饮食的基本原则是五味调和，不要太偏。同时，大家要知道，五味归五脏，各走其所喜，即酸先入肝、苦先入心、甘先入脾、辛先入肺、咸先入肾。无论是药物，还是食物，都有这个特点。因此，我们在进行食疗时，就应该根据疾病的特点而选择饮食的五味，同时要注意调和，也不要太过。《黄帝内经》说："五味入胃，各归所喜，故酸先入肝，苦先入心……久而增气，物化之常也。气增而久，夭之由也。"

辛味食物，即辛辣之品，例如葱、姜、蒜、辣椒、韭菜、白萝卜、白芥子等都具有行气、行血、发散的作用。在我们日常生活中可用来辅助治疗气血阻滞的病证，也可以治疗外邪束表如感冒等病证。当我们淋雨了，受了风寒了，来碗热姜汤，发点汗，或许身体就舒坦了。但凡事皆有度，如果过多了，辛味太过了，就容易产生内热。平素有热性病或易出血的人，不宜食辛味。

甘味食物，是食物中最多的一类，如粳米、牛肉、枣、蜂蜜、饴糖、甜味瓜果等，具有和中、缓急、补益作用。中医认为，甘能补中，入脾胃，通常可以用来治疗脾胃虚弱的疾病，还可以治疗胃脘疼痛、痉挛性疼痛，所谓甘能缓急止痛是也。但是甜味之品食用太多容易引起气滞。中医说，甘能令人中满。中满者，腹部胀满也。

酸味食物，如赤小豆、李、乌梅、醋、酸味瓜果等，能开胃，增进食欲，也有收敛固涩的作用，可用以止汗、止泻、治遗精等。但是酸味不能太过，太过就会出现木克土，危害脾胃，使消化功能紊乱。

苦味食物，如蒲公英、苦菜、苦瓜、桃仁等，具有清热、燥湿、宣泄的作用。少量食用苦味之品还能健胃。中医说"酸苦涌泄为阴"，苦有往上升的作用，也有往下降的作用。所以，过用苦味既可催吐，又能伤胃；若少量苦味，使胃气和降，故可健胃。同为一物，可利可害，用之在人也。

咸味食物，如盐、海带、海藻、海蜇等，具有软坚散结的作用，可以治疗瘰疬（淋巴结核）、痰核、瘿瘤（甲状腺肿大）等疾病。但是如果咸味太过就会伤骨伤肾，还能伤血。因为咸味入肾，过咸就伤骨伤肾；血属于心（火），咸味属水，过咸伤心（水能克火），即伤血也。

前面说过，当脏腑无病时，我们的食疗原则应该是五味调和为主，若脏腑功能失衡而出现病证时，我们的饮食就应该有所选择和禁忌，《黄帝内经》提出："肝病禁辛、心病

中医认为，五味、五脏与四时密切相关。一年四季，五味各有所宜。春三月勿过食酸味，否则易伤脾胃，应减酸增甘以养脾气；夏三月勿过食苦味，过则易伤肺气，应减苦增辛以养肺气；秋三月勿过食辛味，过辛则易伤肝气，应减辛增酸以养肝气；冬三月勿过食咸味，过则易伤心气，应减咸增苦以养心气。

禁咸、脾病禁酸、肾病禁甘、肺病禁苦。"成为中医食疗中"食禁"的重要内容。这些食禁要求,大多与现代医学所提出的饮食禁忌不谋而合,如心源性水肿病人要求低盐饮食,高血压患者宜低盐、低脂饮食等,只不过中医的"食禁"更原则更抽象罢了。《易经》说:"形而上者谓之道,形而下者谓之器。"这或许就是中医与西医的某些区别吧。

中医食疗的内容十分丰富,本文只是谈到了一些基本的、较为原则性的东西,有兴趣的朋友可以阅读相关的著作,如忽思慧的《饮膳正要》、孙思邈的《千金要方》等书籍。